# Doenças do Adulto com Raízes na Infância

# Doenças do Adulto com Raízes na Infância

IMIP – Instituto de Medicina Integral Prof. Fernando Figueira

**João Guilherme Bezerra Alves**

Doutor em Medicina pela Universidade Federal de Pernambuco (UFPE)
Professor da Universidade de Pernambuco (UPE) e
Tutor da Escola Pernambucana de Medicina (EPS)
Coordenador do Programa de Pós-Graduação do IMIP

**Fernando Figueira** *(In memoriam)*

Presidente de Honra do IMIP

Medbook
EDITORA CIENTÍFICA LTDA.

**Doenças do adulto com raízes na infância**
Direitos exclusivos para a língua portuguesa


Editoração Eletrônica
REDB STYLE – Produções Gráficas e Editorial Ltda.



Medbook **Editora Científica Ltda.**
Rua Pereira de Almeida, 14 – Praça da Bandeira
Tel.: (21) 2502-4438
CEP 20260-100 – Rio de Janeiro – RJ
contato@medbookeditora.com.br
medbook@superig.com.br
www.medbookeditora.com.br

# Dedicatória

Ao Professor Fernando Figueira (*In memoriam*)

# Colaboradores

**Adriana Suely de Oliveira Melo**
Doutoranda em Saúde Materno-Infantil pelo Instituto de Medicina Integral Prof. Fernando Figueira (IMIP); Especialista em Medicina Fetal e Ultrassonografia em Ginecologia e Obstetrícia pela FEBRASGO; Presidente e Pesquisadora do Instituto Professor Joaquim Amorim Neto (IPESQ)

**Adriano Hazin**
Mestre em Saúde Materno-Infantil pelo IMIP; Tutor da Escola Pernambucana de Saúde (EPS); Médico Radiologista do IMIP

**Anna Caroline M. Arruda**
Médica da Polícia Militar da Paraíba; Residente do terceiro ano em Alergia e Imunologia da Universidade Federal de Pernambuco (UFPE)

**Cristiane Campello Bresani**
Mestre em Saúde Materno-Infantil pelo IMIP; Doutoranda em Saúde Pública pelo Instituto Aggeu Magalhães/Fiocruz; Médica do IMIP.

**Emanuel Sarinho**
Doutor em Medicina pela UFPE; Especialista em Alergia e Imunologia pela Associação Brasileira de Alergia; Professor Adjunto da Disciplina de Pediatria da UFPE

**Everaldo de Franca**
Doutor em Genética e Biologia Molecular Humana; Professor da PUCRS

**Fernando Figueira** *(In memoriam)*
Presidente de Honra do IMIP

**João Guilherme Bezerra Alves**
Doutor em Medicina pela UFPE; Professor da UPE e Tutor da EPS; Coordenador do Programa de Pós-Graduação do IMIP

**José Pacheco Ribeiro Neto**
Mestre em Pediatria pela UFPE; Especialista em Nefrologia Pediátrica pela Santa Casa (São Paulo); Tutor da EPS; Chefe da Unidade Renal Pediátrica do IMIP

**Melania Maria Ramos de Amorim**
Pós-Doutorado em Tocoginecologia pela UNICAMP; Professora de Ginecologia e Obstetrícia da UFCG; Docente do Programa de Pós-Graduação do IMIP

**Patrícia Gomes de Matos Bezerra**
Pediatra do Serviço de Doenças Respiratórias do IMIP; Mestre em Pediatria pela UFPE; Doutoranda em Saúde Materno-Infantil pelo IMIP; Tutora da EPS; Chefe do Serviço de Pneumologia Infantil do IMIP

# Sumário

# Prefácio da Primeira Edição

Neste século, um melhor controle das doenças infecciosas e a diminuição das taxas de mortalidade na infância ocasionaram uma maior longevidade ao homem. Isso aconteceu até em países pobres, como o Brasil, onde os padrões de morbimortalidade vêm-se alterando, com as doenças crônico-degenerativas e o câncer assumindo os primeiros lugares como causas de óbito na população adulta, ao lado das mortes violentas.

No controle das doenças crônico-degenerativas dos adultos, não têm sido conseguidas realizações brilhantes como no caso das doenças infecciosas, apesar do elevado empenho e investimento feito pelos países ricos. Os melhores resultados até aqui obtidos foram com programas direcionados a mudanças de hábitos maléficos à saúde dos adultos, como o combate às dietas ricas em colesterol, ao sedentarismo, à obesidade e ao tabagismo, entre outros. Hábitos saudáveis parecem ser a chave para o controle dessas afecções. Por outro lado, mudanças de maus hábitos à saúde, já instalados na vida adulta, são objetivos difíceis de ser atingidos devido à fraca aderência pela população-alvo.

Com o conhecimento atual de que a maioria dos hábitos na vida das pessoas começa a se formar na infância, desde uma simples preferência por alimentos doces ou salgados até o uso de drogas, vislumbra-se uma grande missão para aqueles que cuidam da saúde da criança: criar hábitos saudáveis na infância que se perpetuem na vida adulta, contribuindo assim para a prevenção primária das doenças crônico-degenerativas do adulto.

Seria isso possível? Existem algumas evidências científicas de que sim. Na França, por exemplo, o padrão alimentar de crianças de 2 anos de idade foi modificado entre as décadas de 70 e 90 com o incremento de frutas, vegetais, peixes e aves. Esse parece ser um dos principais papéis da nova puericultura, a chamada "puericultura do ano 2000": contribuir na prevenção das doenças do adulto.

A ateroesclerose, principal causa de morte nas populações que não passam fome, é reconhecidamente uma doença da infância. Suas lesões iniciais de ordem anatomopatológicas se fazem presentes nas crianças, embora suas manifestações clínicas só despontem com a plena maturidade. Dentro da sua multicausalidade, muitos dos seus fatores de risco têm suas raízes na infância, tais como: hipertensão arterial, diabetes *mellitus* (DM), hipercolesterolemia, obesidade, sedentarismo e tabagismo.

Várias outras doenças do adulto, algumas aqui abordadas e outras como as mentais e alérgicas, deixadas para uma próxima edição, também têm as suas origens na infância. Desse modo, passa a ser obrigação daqueles que cuidam da saúde da criança estender seus conhecimentos sobre as doenças que mais frequentemente atingem os adultos. Da mesma forma, aqueles que veem adultos precisam conhecer mais a "história" de seus pacientes, ou seja, de sua infância.

Um outro fator de risco para as doenças circulatórias e o diabetes *mellitus* vem sendo apontado recentemente: baixo peso ao nascer, reflexo basicamente de uma má nutrição intraútero. Admite-se que, na sua luta pela sobrevivência, o feto ao se adaptar à desnutrição desenvolve mecanismos que levam a alterações permanentes na sua fisiologia e no seu metabolismo celular. A responsabilidade aqui se estende àqueles que atendem a gestante, especialmente os médicos obstetras, no sábio dizer do Professor Fernando Figueira, "o primeiro pediatra da criança é também o que tem maior responsabilidade, pois é ele quem dá assistência à criança nos seus primeiros 9 meses de vida intrauterina até o parto, período de maior vulnerabilidade do ser humano".

Apesar da relevância do tema aqui abordado estar *a priori* mais relacionado com os países ricos, dentro do princípio de que as doenças crônico-degenerativas estão associadas ao excesso de comida, apontaríamos duas razões que justificam a apresentação desses dados para regiões pobres, como a do Nordeste do Brasil. Inicialmente, além da fome e das doenças infectocontagiosas que continuam a atingir um grande contingente da nossa população, as doenças cardiovasculares vêm aumentando anualmente os seus índices de morbimortalidade, respondendo hoje por 34% de todos os óbitos registrados, e representam os maiores custos da Previdência com licenças e aposentadorias. A outra razão seria a grave situação nutricional em que vive a pobre criança brasileira (percentuais de 13% de baixo peso ao nascer e índices de mais de 30% de subnutrição no primeiro ano de vida).

As conclusões dos estudos aqui apresentados apontam para um futuro menos saudável dessas crianças nas suas vidas adultas: maior risco de adoecer e morrer em razão das doenças crônico-degenerativas. O combate à subnutrição na infância, principalmente nos primórdios da vida, iniciado com uma assistência pré-natal adequada, contribuiria não só para a redução dos índices vergonhosos de mortalidade infantil, como, ao que tudo indica, proporcionaria maior longevidade ao brasileiro ao reduzir uma das principais causas de morte em adultos, que são as afecções cardiocirculatórias.

A melhoria da saúde da mãe e da criança pode ser a chave para a prevenção eficaz de doenças do adulto.

*João Guilherme Bezerra Alves*
*Fernando Figueira (In memoriam)*

# Prefácio da Segunda Edição

Um dos últimos estudos do Professor Fernando Figueira, criador do IMIP, resultou em um livro, pioneiro no Brasil, que estabeleceu as marcas para uma nova pediatria. Ao revisar as evidências científicas que demonstram o desenvolvimento no princípio da vida das doenças que matam mais na vida adulta em todo o mundo, como as cardiovasculares, comprova-se a necessidade imperiosa do início precoce da prevenção das doenças crônicas não transmissíveis. Dentro dessa abordagem vislumbra-se uma real possibilidade de prevenção primária dessas doenças, possibilitando uma vida mais longa e saudável aos brasileiros. Nesse novo cenário, os profissionais que lidam com a saúde da criança passam a ter um papel ainda mais relevante na Saúde Pública: criar hábitos de vida saudáveis na infância que se mantenham durante toda a vida.

Passados 11 anos da primeira edição, havia uma necessidade premente de uma revisão dos principais estudos publicados nesse período. O número de publicações sobre esse tema tem praticamente dobrado a cada ano. Grupos de pesquisa, sociedades científicas e congressos internacionais foram desenvolvidos em vários países, com a finalidade exclusiva de estudar as origens da saúde e da doença. Todas as evidências apontam que a saúde e a doença têm origens nos primórdios da vida. Desse modo, essa nova edição precisou ser necessariamente ampliada. Novos capítulos foram acrescidos, todos embasados em conhecimentos científicos recentes de que muitas outras doenças têm também suas origens na vida fetal e nos primeiros anos de vida. Dessa forma, o livro agora soma 16 capítulos, com a introdução de alguns abordando a osteoporose, as doenças alérgicas e as afecções mentais.

Nossos agradecimentos aos colaboradores, quase todos médicos do IMIP, que com a força limpa de seus trabalhos têm contribuído para que as crianças de hoje, especialmente as nascidas nessa região menos favorecida do Brasil, sejam amanhã adultos mais saudáveis e atinjam uma maior longevidade.

*João Guilherme Bezerra Alves*

# Apresentação

Recebi como uma distinção muito especial o convite do Professor João Guilherme para apresentar a reedição da obra *Doenças do Adulto com Raízes na Infância*, pioneira em nosso país. Em 1998, por ocasião da sua 1ª edição, com uma revisão do que se conhecia sobre o tema, ainda muito incipiente e pouco explorado na literatura médica, apenas 12 anos transcorridos desde a publicação das observações fundamentais de Barker e Osmond (*Lancet* 1986; 1:1077-81), foram mostradas as relações entre baixo peso ao nascimento e risco precoce de doença cardiovascular, as quais deram origem a essa fértil área de investigação que hoje conhecemos.

Cabe salientar que somente a partir do ano 2000 é que esse tema ganhou grande espaço na literatura internacional, graças principalmente aos impactantes resultados dos trabalhos clínico-epidemiológicos e experimentais dos também ingleses Gluckman e Hanson, que fundaram em 2003 a sociedade científica DOHaD (*Developmental Origin of Health and Disease*), hoje congregando um número crescente de pesquisadores e interessados. Portanto, também nesse tópico, aos 84 anos de idade, o Professor Fernando Figueira deixou sua marca de visionário, percebendo e apontando para novos rumos que a Pediatria tomaria no século XXI.

Dessa forma, a 1ª edição dessa obra deve ser reconhecida não apenas abordando um tema inédito em nosso país, mas antevendo a importância para a Pediatria de um tema que só alguns anos depois alcançaria destaque na literatura internacional. Diria que o pequeno livro de 69 páginas, lançado por uma editora do Recife, deveria ser visto como uma joia da Pediatria brasileira, que se tivesse sido escrito em inglês e amplamente divulgado no mundo desenvolvido certamente também teria um caráter pioneiro.

A emergência desses novos conceitos, mostrando que as mais frequentes das doenças crônico-degenerativas do adulto se iniciam precocemente ainda na vida intrauterina, muda a prática pediátrica e torna ainda mais decisivo o nosso papel, não apenas como médicos do ser humano nas suas duas primeiras décadas de vida, mas como médicos cuja ação e competência podem ser decisivas para todo o ciclo de vida. Se o processo patológico se inicia muito cedo, muito cedo também devem ser identificados fatores e marcadores de risco, assim como propostas as medidas preventivas cabíveis. Crescem assim as evidências de que a infância e a adolescência se constituem em idades críticas para a prevenção eficaz de morbidades do adulto e do idoso, crescendo a responsabilidade e as dimensões da nossa atuação.

Os marcadores de risco para as doenças crônicas mais relevantes provêm da história familiar, mas surgem paralelamente as possibilidades de detecção de riscos por meio da identificação de mutações e polimorfismos gênicos, que precisam ser usados com domínio do conhecimento científico e com consciência de suas vantagens e também dos riscos do mau uso das informações. As mudanças na prática pediátrica vêm no sentido de que precisamos nos conscientizar do nosso papel para garantir a saúde do nosso paciente na infância e adolescência e de que também temos responsabilidade com a sua saúde e a qualidade de vida a longo prazo, isto é, nossa ação pode ter repercussão para toda a sua vida.

Essa responsabilidade implica nos prepararmos para essa nova prática, buscando sobretudo conhecer mais amplamente a história da família em várias gerações e realizar um exame físico bem detalhado, buscando sem alarmismos sinais de risco. Essa nova prática implica um tempo para orientar a aquisição desde cedo de bons hábitos de vida, relacionados com uma alimentação saudável, prática habitual de atividades físicas e, mais ainda, o estímulo a um ambiente afetivo favorável ao desenvolvimento de pessoas seguras e motivadas. A boa prática pediátrica implica, pois, tempo e dedicação ao paciente, uma anamnese familiar cuidadosa, além da discussão com a família de conceitos e atitudes. Enfim, implica dar tempo e fazer bons vínculos no mundo em que vivemos.

Congratulo-me com o Professor João Guilherme e seus colaboradores pelo entusiasmo com que têm contribuído para o desenvolvimento dessa área no nosso país, divulgando os ensinamentos científicos e a postura frente à criança de uma Escola de Pediatria com características únicas, representada pelo IMIP. Muito me orgulho de ter feito meu internato de 6º ano no IMIP, então a sede da Disciplina de Pediatria da Faculdade de Medicina da Universidade Federal de Pernambuco.

Fico muito agradecida pela oportunidade de me manifestar nesta ocasião tão importante.

*Magda Carneiro-Sampaio*
Professora Titular de Pediatria Clínica
Presidente do Conselho Diretor do Instituto da
Criança da Faculdade de Medicina da Universidade de São Paulo

# Doenças do Adulto com Raízes na Infância

CAPÍTULO 1

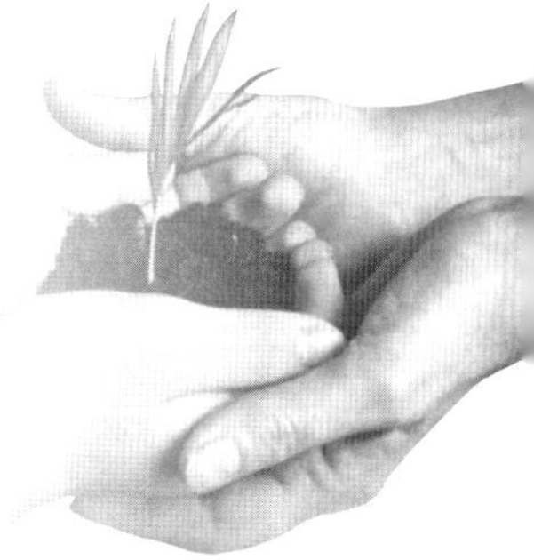

# Introdução

João Guilherme Bezerra Alves

*"The child is father of the man."*

As taxas de mortalidade geral no mundo declinaram substancialmente no último século, especialmente o coeficiente de mortalidade infantil. Nos países ricos, por exemplo, a taxa de mortalidade infantil caiu de 152 por mil nascidos vivos, no ano de 1900, para exatamente a metade no ano de 1920. No Brasil, essa taxa caiu de 117 mil nos anos 60 para os atuais 24,9 e, assim, o homem vem envelhecendo. A expectativa de vida média que era de 30 a 40 anos no início do século XX é hoje de 70 anos e, em alguns países ricos, ela passa dos 80. A média de vida dos brasileiros, que era de 47 anos na década de 50, hoje é de 72,5 anos. O percentual de idosos no mundo (faixa etária acima dos 65 anos), que era naquele período de apenas 4%, passou para 23%, número que deverá triplicar até o ano 2050. O avanço extraordinário conseguido neste século equivale à conquista em termos de expectativa de vida obtida entre a idade do bronze (3000 a.C.) e o século XX.

Essa vitória não é só da ciência médica, mas também do progresso socioeconômico, tendo como fator principal a redução das doenças infecciosas. Esse controle parece ter sido secundário à melhoria das condições socioeconômicas, de saneamento básico e de nutrição nessas regiões, mais afetadas, independentemente do grande avanço da ciência nesse século com a descoberta dos antibióticos e de novas vacinas. Com o aumento da sobrevida, as doenças degenerativas e o câncer passaram a ser as principais causas de morte. A doença cardíaca isquêmica, a doença vascular cerebral e o câncer aumentaram significativamente suas incidências como causa de morte em adultos. As afecções cardiovasculares e a doença vascular cerebral são as principais causas de morte no mundo (Quadro 1-1).

Para o controle das afecções degenerativas e neoplásicas, o sucesso tem sido menos marcante do que nas doenças infecciosas. As taxas de mortalidade em razão das doenças crônico-degenerativas e pelo câncer pouco se alteraram nos países mais desenvolvidos a partir da primeira metade do século passado. Hoje, é grande a preocupação dessas nações no controle das referidas afecções, pois, apesar de toda a tecnologia de ponta empregada e praticada a um elevado custo, os resultados têm sido desalentadores. Os Estados Unidos, por exemplo, chegam a gastar atualmente 12% de seu Produto Interno Bruto (PIB) no setor de saúde, sendo a maior parte dessa soma despendida no controle das afecções crônico-degenerativas. Nos últimos 20 anos vem ocorrendo um incremento anual de 13% nos custos desse setor, o que teoricamente significa que dentro de meio século todo o PIB dos Estados Unidos será gasto em saúde.

Mesmo no Brasil, onde ainda um elevado percentual da mortalidade na infância é resultante da interação entre os distúrbios nutricionais e as

**Quadro 1-1** As dez principais causas de morte no mundo, segundo a Organização Mundial de Saúde (OMS)

| | Nº de mortes (milhões) | % |
|---|---|---|
| 1. Doença coronariana | 7,2 | 12,2 |
| 2. Doença vascular cerebral | 5,7 | 9,7 |
| 3. Infecções respiratórias | 4,2 | 7,1 |
| 4. Doença pulmonar obstrutiva crônica (DPOC) | 3,0 | 5,1 |
| 5. Doença diarreica | 2,2 | 3,7 |
| 6. HIV/AIDS | 2,0 | 3,5 |
| 7. Tuberculose | 1,5 | 2,5 |
| 8. Câncer traqueia/brônquios/pulmões | 1,3 | 2,3 |
| 9. Acidentes de transporte | 1,3 | 2,2 |
| 10. Prematuridade/baixo peso | 1,2 | 2,0 |

*http://www.who.int/healthinfo/global_burden_disease/2004_report_update/en/index.htlm*

infecções, nos últimos 50 anos ocorreu uma significativa mudança desse perfil com um súbito incremento das doenças crônico-degenerativas. Vários programas contribuíram para essa mudança, como o de imunizações, o de incentivo ao aleitamento materno, o de agentes comunitários, o da estratégia da saúde da família, o da bolsa-família, entre outros. O Brasil pode ser considerado em todo o mundo o país em que esse movimento de transição epidemiológica e nutricional ocorreu com maior rapidez.

Entre os médicos formados no Brasil a partir do século XXI, pouquíssimos viram casos de sarampo, difteria, tétano, coqueluche e outras doenças imunopreveníveis. Da mesma forma, são bem mais raros os casos de subnutrição grave, como marasmo, kwashiorkor, escorbuto, raquitismo e beribéri. Por outro lado, muitos já se depararam com crianças ou adolescentes portadores de hipertensão arterial, dislipidemias ou diabetes, além de estarem bem familiarizados com aqueles menores já com excesso de peso ou obesidade.

Na atual transição nutricional no Brasil, vemos mais pessoas com desvio nutricional para excesso (sobrepeso) do que para deficiência (subnutrição). Mesmo nas populações carentes, como aquelas que vivem em favelas, o percentual com excesso de peso ou obesidade ultrapassa os 10% entre as crianças e mais de 20% entre as mulheres dos 20 aos 60 anos de idade, como mostrou recente pesquisa do programa de pós-graduação do Instituto de Medicina Integral Prof. Fernando Figueira (IMIP). As dislipidemias atingem mais de 20% das populações infantis no Brasil, mesmo aquelas de baixa renda.

Acompanhando essa mudança, houve um aumento proporcional dos óbitos relacionados com doenças crônico-degenerativas e causas externas e um decréscimo nas mortes provocadas por doenças infecciosas e parasitárias. No começo desta década, as doenças crônico-degenerativas já respondiam pela metade dos óbitos registrados no Brasil. As coronariopatias e a doença vascular cerebral são as principais causas de morte em nosso país.

De grande importância foram os novos conhecimentos surgidos nos últimos anos. Um grande número de estudos tem indicado que essas doenças, principais responsáveis pela morte de adultos, começam na infância, incluindo a vida intrauterina. Desde 1987, o Professor David Barker e seus colaboradores na Inglaterra, com quase uma centena de pesquisas publicadas e vários livros editados, têm estudado a hipótese de que a nutrição, antes do nascimento e durante o primeiro ano de vida, possa programar o desenvolvimento de doenças na vida adulta, como as coronariopatias, a hipertensão arterial e o diabetes. Essa hipótese do Barker tem hoje farta comprovação científica por meio dos estudos epidemiológicos realizados na Europa, nos Estados Unidos e na Índia.

Portanto, faz-se necessário um redirecionamento dos esforços para o controle dessas afecções, priorizando a saúde da criança, atuando desse modo em um nível de prevenção primária, com um custo mais baixo e resultados provavelmente mais eficazes.

Nos últimos 20 anos foi observada queda nos índices de mortalidade por afecções cardiovasculares nos Estados Unidos, o que foi atribuído a certas mudanças comportamentais da população adulta, como a redução do hábito de fumar e o maior conhecimento dos níveis de pressão arterial, entre outras. A identificação precoce dos pacientes hipertensos, a prática regular de exercícios físicos e o melhor controle dos alimentos que elevam os índices de colesterol foram outras medidas que contribuíram para esse bom panorama. Como a maioria desses hábitos tem início na infância, é provável que o impacto das medidas no controle das doenças crônico-degenerativas no adulto seja bem mais eficaz se forem implementadas logo no começo da vida.

As doenças crônicas não transmissíveis (DCNT) são as afecções mais comuns e as que matam mais em todo o mundo. Representam também as principais causas de invalidez e respondem pelos maiores custos para o setor de saúde. O conhecimento recente de que seus fatores de risco têm início nos primórdios da vida, especialmente os nutricionais e os infecciosos, aponta para que as políticas e os programas de saúde pública para prevenção das DCNT devam ter início obrigatoriamente na vida intrauterina, infância e adolescência.

É objetivo desta revisão despertar inquietações sobre esse tema, buscando os principais argumentos que dão sustento a essa hipótese e a sua aplicabilidade na prática médica diária.

## BIBLIOGRAFIAS

Alves JG, Siqueira PP, Figueiroa JN. Overweight and physical inactivity in children living in favelas in the metropolitan region of Recife, Brazil. *J Pediatr* (Rio J), 2009; *85*(1):67-71.

Alves JG, Carneiro-Sampaio M. Prevenção de doenças do adulto na infância e na adolescência. Rio de Janeiro, Medbook, 2007.

Barker DJ. Fetal and infant origins of adult diseases. London, BMJ, 1992.

_______. Mothers, babies, and disease in later life. London, BMJ, 1994.

_______. Fetal origins of cardiovascular and lung disease. New York, Marcel Dekker, Inc. 2001.

_______. The best start in life – How a woman's diet can protect her child from disease in later life. London, Century Books, 2003.

Gluckman PD, Hanson MA, Pinal C. The developmental origins of adult disease. *Matern Child Nutr*, 2005; *1*(3): 130-41.

Nijland MJ, Ford SP, Nathanielsz PW. Prenatal origins of adult disease. *Curr Opin Obstet Gynecol*, 2008; *20*(2):132-8.

Simmons RA. Developmental origins of adult disease. *Pediatr Clin North AM*, 2009; *56*(3): 449-66.

CAPÍTULO 2

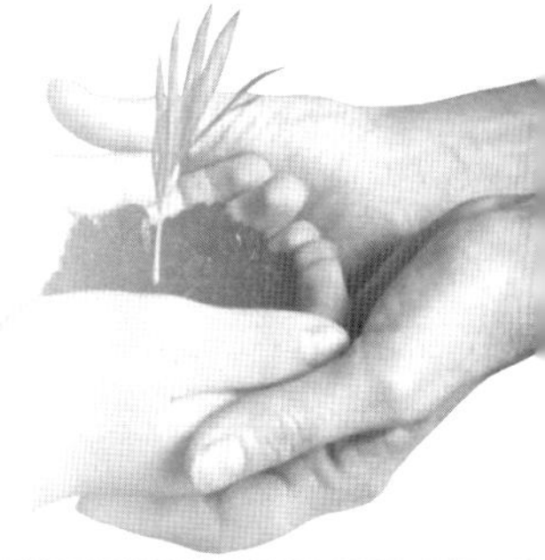

# Primeiras Evidências

João Guilherme Bezerra Alves

No século passado, Spalding insinuou que a saúde do adulto era fortemente influenciada pelas condições de vida na infância e que uma vida saudável na infância estaria associada a menor risco de doenças degenerativas no adulto. Essa hipótese, também de maneira empírica, foi defendida há mais de 50 anos por Kermack *et al.* De forma analógica, seria bastante razoável se admitir que se repita no homem o que ocorre no reino vegetal: uma árvore que não foi bem cuidada quando ainda jovem tende a não produzir bons frutos quando crescer.

Apenas em 1977, Forsdahl deu início à fase científica com uma nova hipótese: a subnutrição na infância, seguida de recuperação nutricional, condiciona uma maior morbimortalidade por doença cardíaca isquêmica na vida adulta. Ele achou uma correlação, em Norway (Noruega), entre as taxas de mortalidade em 1970 por doença cardíaca isquêmica (DCI) com os índices de mortalidade infantil dessa região por volta do ano de 1920. Estudos subsequentes confirmaram esses achados na Inglaterra, País de Gales e Estados Unidos.

É o autor inglês Barker, juntamente com seu grupo de pesquisadores, que tem o maior número de trabalhos publicados sobre esse tema. Em 1986 divulgaram o resultado de uma pesquisa que serviu de marco para o despertar do interesse da comunidade científica para essa hipótese, ou seja, as origens na vida fetal e na infância das doenças do adulto. Estudando populações em várias regiões da Inglaterra e do País de Gales, eles verificaram uma forte associação entre mortalidade infantil (considerada basicamente como um dos índices de má nutrição fetal) nos anos de

1921 a 1925, com as taxas de mortalidade para DCI em 1968-1978. Eles observaram ainda que 1.586 homens nascidos em Sheffield, durante os anos de 1907 a 1925, apresentavam taxas de mortalidade por doença cardiovascular inversamente relacionadas com o peso, perímetro craniano e índex ponderal (peso/altura) ao nascimento, ou seja, aqueles recém-nascidos que apresentavam baixo peso ao nascer tinham, quando adultos, mais chances de morrer por afecção cardiovascular. Entretanto, essa associação não foi observada entre os prematuros.

Em outro estudo com 5.654 pessoas nascidas em Hertfordshire, Inglaterra, entre 1911 e 1930, eles verificaram que a morte por doença coronariana havia sido três vezes maior entre aqueles que tinham pesado 8,2kg ou menos com 1 ano de idade, quando comparados com os que pesavam 12,3kg ou mais nessa mesma faixa etária. Uma série de variáveis, como tabagismo e nível econômico, foi controlada nesses estudos. Fall *et al.* verificaram que em 290 homens nascidos e ainda vivos, em East Hertfordshire, Inglaterra, a prevalência de doença coronariana caía de 27% naqueles que pesavam 8,2kg ou menos com 1 ano de idade para 9% naqueles com peso superior a 11,8kg ($p = 0,03$). Essa variação ocorreu de modo independente entre os fumantes e os não fumantes e nas várias classes sociais estudadas.

A hipótese de Barker *et al.* é de que ocorra um período de maior sensibilidade na vida fetal e na primeira infância, em que determinados estímulos poderiam resultar em alterações estruturais e funcionais do organismo que perdurariam ao longo da vida. Um estímulo ou um insulto, quando aplicado em um período crítico ou sensível do desenvolvimento, resulta em efeito permanente ou duradouro na estrutura ou função do organismo. É o que alguns autores chamam de *programming*. Spalding, há mais de 100 anos, demonstrou essa ocorrência em animais. Vários estudos experimentais dão suporte à ideia de que a nutrição nos primórdios da vida possa operar por esse caminho. Estudos no ser humano são bem mais difíceis de ser demonstrados, sendo provável que em nossa geração ainda não tenhamos respostas definitivas em relação a essas questões.

## BIBLIOGRAFIAS

Fall CHD, Vijayakumar M, Barker DJP *et al.* Weight in infancy and prevalence of coronary heart disease in adult life. *BMJ*, 1995; *310*: 17-9.

Forsdhahl A. Are poor living conditions in childhood and adolescence na important risk factor for arteriosclerotic heart disease? *Br J Prevent Soc Med*, 1977; *31*: 91-5.

Kermack WO, McKendrick AG, McKinlay PL. Death-rates in Great Britain and Sweden. Some general regularities and their significance. *Lancet*, 1934; *1*: 698-703.

Spalding DA. Instinct with original observations on young animals. Macmillan's Magazine 1873; 27:282-93. *In: British Medical Journal of Animal Behavior*, 1954; *2*: 2-11.

CAPÍTULO 3

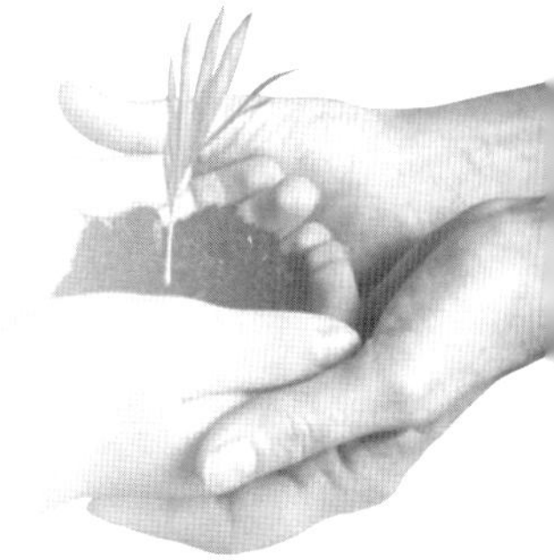

# Doenças do Adulto com Origem na Vida Fetal

Adriana Suely de Oliveira Melo • Melania Maria Ramos de Amorim

## INTRODUÇÃO

Até meados do século passado, a tendência tanto de obstetras como de pediatras era a de considerar saudável um bebê que nascia sem sinais aparentes de doenças. Entretanto, estudos conduzidos nas últimas duas décadas vêm demonstrando que as alterações na nutrição fetal, quer para mais, quer para menos, determinando restrição de crescimento ou macrossomia, podem repercutir na saúde durante a infância ou a vida adulta.[1,2]

Os primeiros estudos a esse respeito deram origem à chamada hipótese de Barker, sugerindo que fetos expostos à deprivação nutricional adotam estratégias que os ajudam a sobreviver, reprogramando o seu metabolismo, o que é conhecido como Fenótipo Poupador (*Thrifty Phenotipe*).[1,2] Surge então a hipótese da "origem fetal" das doenças crônicas, propondo que alterações na condição nutricional e endócrina fetal resultam em adaptações que mudam permanentemente a estrutura, a fisiologia e o metabolismo, predispondo os indivíduos a desenvolver doenças metabólicas, endócrinas e cardiovasculares na vida adulta.[1,2]

Em 1989, Barker *et al.* descreveram, em um estudo de coorte envolvendo homens e mulheres nascidos em Londres entre 1911 e 1930, que o baixo peso ao nascer estava associado ao aumento de risco de morte por doença cardiovascular e acidente vascular encefálico.[1] Outro estudo realizado pelo mesmo grupo verificou uma elevação do risco de adultos que tiveram restrição de crescimento intrauterino de desenvolver a síndrome de resistência à insulina, síndrome essa caracterizada pelo aumento da resistência à insulina, hipertensão, diabetes tipo II e doença cardiovascular.[3]

Estudos experimentais realizados em animais demonstraram que a redução de nutrientes para o feto, seja por restrição alimentar da mãe ou por redução do fluxo sanguíneo por meio de ligadura parcial das artérias uterinas, desencadeia mudanças fetais que, a longo prazo, são relevantes para o desencadeamento de doenças cardiovasculares.[4,5]

Desde então, vários estudos epidemiológicos foram realizados avaliando o risco do crescimento fetal inadequado para a saúde do individuo.[6,7,8] Um estudo avaliou mulheres que se encontravam grávidas na Holanda durante o conhecido período de fome entre 1944 e 1945, provocado pela Segunda Guerra Mundial, observando-se um maior risco de recém-nascidos (RN) com baixo peso ao nascer. Esses RN, por sua vez, tinham maior risco de desenvolver obesidade, resistência à insulina, hipertensão e doença coronariana quando adultos.[6]

## CRESCIMENTO FETAL

A maioria dos órgãos fetais está formada em torno da décima semana após a última menstruação, com exceção do cérebro, que continua sua diferenciação celular até os 2 anos de idade. Após o período embrionário, o concepto cresce e os seus órgãos começam a funcionar. Durante o período fetal, os órgãos sofrem um processo de maturação, preparando-se para a vida extrauterina. A fase final da gestação é caracterizada por acentuado anabolismo, responsável pela determinação do peso ao nascer.

A Organização Mundial de Saúde (OMS) classifica os RN, de acordo com o peso ao nascer, em baixo peso (<2.500g), peso insuficiente (≥ 2.500g e < 3.000g), peso adequado (≥3.000g e ≤4.000g) e, acima desse limite, os RN são classificados em macrossômicos[9] e, ainda de acordo com sua adequação à idade gestacional, em adequados para a idade gestacional (AIG) – peso entre os percentis 10 e 90 –, pequenos para a idade gestacional (PIG) – peso abaixo do percentil 10 – e grandes para a idade gestacional (GIG) – peso acima do percentil 90.[10]

Vale ressaltar que o baixo peso ao nascer pode ser decorrente tanto da duração da gestação (principal causa do baixo peso em países desenvolvidos), quanto da característica do crescimento fetal (principal causa de baixo peso em países em desenvolvimento) ou ainda da associação dos dois fatores.[11] A maioria dos estudos tem demonstrado que o risco de desenvolver doenças crônicas é maior nos casos de restrição de crescimento intrauterino e que a consequência depende do tempo de exposição e do período da gestação. O crescimento fetal excessivo também tem mostrado associação com as doenças dos adultos, sendo o risco maior nos casos de macrossomia assimétrica em relação à macrossomia constitucional.[12]

Durante o desenvolvimento fetal existem períodos críticos de vulnerabilidade, e o período de divisão celular rápida é a fase de maior risco. O período vulnerável ocorre, portanto, em diferentes tempos para diferentes tecidos.[13,14] Por exemplo, estudos realizados com indivíduos nascidos em 1944 e 1945 na Holanda mostraram que o risco de obesidade na idade adulta era menor para os recém-nascidos de mães que desenvolveram desnutrição no último trimestre. Quando a desnutrição ocorre durante os dois primeiros trimestres, o risco de obesidade na fase adulta é maior.[15,16]

A programação pode determinar mudanças em órgãos importantes, com aumento ou redução do número de células, levando a um desequilíbrio entre diferentes tipos de células dentro de um mesmo órgão, podendo comprometer a sua função normal. Atualmente existem evidências de que a programação pode atravessar gerações. Estudo experimental expôs ratas grávidas à restrição de proteínas e, como resultado, foram observadas alterações no metabolismo da glicose e da insulina nas duas gerações seguintes.[17] Nota-se ainda que a programação fetal pode afetar indivíduos do sexo masculino e feminino de forma diferente.[17,18]

## RESTRIÇÃO DE CRESCIMENTO FETAL E DOENÇAS CRÔNICAS

A restrição de crescimento fetal ocorre em resposta a uma nutrição fetal insuficiente determinada por insuficiência placentária ou por outros fatores, como tabagismo e má nutrição materna. Portanto, o crescimento fetal depende não apenas da nutrição materna, como também da capacidade da placenta de repassar os nutrientes em quantidade suficiente para o feto.[19]

O desenvolvimento placentário normal está diretamente ligado à sua capacidade funcional, sendo um importante determinante do crescimento fetal, o qual depende, por sua vez, de adaptações do organismo materno. Durante a gravidez várias mudanças no organismo materno são necessárias para garantir o adequado aporte de nutrientes para o feto. Uma dessas alterações se refere ao fluxo sanguíneo através das artérias uterinas, que passa de 40mL/min nas mulheres não grávidas para 400mL/min no final da gestação.[20]

Na gestação normal, para garantir o aumento do fluxo uteroplacentário, ocorrem migração e invasão do citotrofoblasto extravilositário em direção às arteríolas espiraladas, resultando em degeneração do endotélio vascular e perda da camada musculoelástica, tornando-as mais distensíveis, com consequente redução da resistência desses vasos.[21,22,23] Esse processo tem início entre a sexta e a oitava semanas de gestação, por meio da primeira onda de invasão trofoblástica, que termina entre a décima segunda e a décima quarta semanas, limitando-se ao seguimento decidual das arteríolas espiraladas. Ocorre ainda a segunda onda de invasão trofoblástica, atingindo a porção mais profunda das arteríolas, a miometrial, durante a décima sexta e a vigésima semanas de gravidez. Dessa forma, ocorre o aumento do fluxo sanguíneo necessário para o crescimento da placenta e do feto.[21,22] Quando esse processo é feito de maneira inadequada, o resultado será a presença de vasos de alta resistência.[20,24]

Por sua vez, a circulação fetoplacentária depende diretamente da resistência vascular nas artérias uterinas. Em uma gestação normal espera-se uma redução progressiva da resistência ao fluxo sanguíneo nas artérias umbilicais. Em contrapartida, quando a resistência nas artérias uterinas está elevada, pode ocorrer uma redução no número de unidades funcionais da placenta, com aumento da resistência na circulação placentária. Como consequência clínica destacam-se a restrição de crescimento fetal e o óbito intrauterino.[25]

A sequência de eventos que ocorrem em um feto submetido a hipoxia está bem estabelecida, iniciando com uma redução na velocidade de crescimento, mesmo em condições normoxêmicas, seguida de redistribuição do fluxo, em um fenômeno conhecido como *centralização*. Trata-se de uma readaptação do fluxo sanguíneo fetal, resultando em uma perfusão preferencial do sangue para órgãos considerados mais nobres, como coração, cérebro e suprarrenal, em detrimento de outros, como rins, intestino, pâncreas, ossos etc.[26] Caso o fator que está causando a hipoxia persista ocorre uma falência desse mecanismo compensatório secundário à disfunção miocárdica, com aumento da pressão no átrio fetal direito. Esse processo está associado a alto risco de mortalidade perinatal e de colapso circulatório neonatal, além de morbidades graves.[27] Estudos demonstraram que esses fetos reprogramam o seu metabolismo, desenvolvendo um Fenótipo Poupador (*Thrifty Phenotipe*). Apesar de proteger o feto de danos agudos graves a órgãos nobres, esse fenótipo pode determinar alterações permanentes na estrutura e no metabolismo corporal, aumentando o risco de agravos na saúde a longo prazo.[28,29]

Vários estudos têm demonstrado que em resposta à insuficiência placentária crônica ocorrem adaptações neuroendócrinas, metabólicas e cardiovasculares com o objetivo de assegurar substratos fetais. Os primeiros estudos a esse respeito enfatizaram a associação entre baixo peso ao nascer e doença cardiovascular, demonstrando maior associação entre o baixo peso oriundo da restrição de crescimento quando comparado à prematuridade.[7,8,13] Um estudo de coorte acompanhou 7.086 indivíduos nascidos entre 1924 e 1933 na Finlândia. Observou-se que homens e mulheres que desenvolveram hipertensão tiveram peso e comprimento ao nascer abaixo do esperado para a idade gestacional ($p$=0,002 e 0,02). Outro estudo avaliando uma amostra maior dessa mesma população (n=13.517 nascidos entre 1924 e 1944) verificou que o risco de admissão hospitalar e de morte por doença cardiovascular está associado ao peso ao nascer. A razão de risco para admissão e morte foi de 0,80 (Intervalo de confiança [IC] 95%; 0,72-0,90) para cada quilo aumentado no peso ao nascer e de 0,83 (IC 95%; 0,69-0,99) quando o desfecho foi a morte isolada.[1,8]

Alterações relacionadas ao peso ao nascer abaixo do esperado para a idade gestacional também têm sido observadas em crianças. Um coorte transversal da 3ª Pesquisa Nacional de Avaliação de Saúde e Nutrição dos Estados Unidos avaliou o nível de colesterol em 1.727 crianças com idade entre 4 e 6 anos. Cerca de 11% das crianças nasceram com o peso abaixo do esperado para a idade gestacional e, apesar de a diferença não ser estatisticamente significante, o risco de crianças nascidas PIG apresentarem níveis altos de colesterol foi duas vezes maior quando comparadas às crianças AIG (*odds ratio* [OR] = 1,97, IC 95%; 0,8-4,8).[30]

Uma revisão sistemática avaliou 80 estudos envolvendo cerca de 444.000 indivíduos entre 0 e 84 anos. Os autores concluíram que a pressão arterial cai com o aumento do peso ao nascer, sendo em média 2mmHg/kg. A circunferência cefálica também mostrou associação consistente com a pressão arterial, sendo a magnitude de decréscimo de

0,5mmHg/cm.[31] Na coorte de Helsinque dos nascidos entre 1934 e 1944, a incidência cumulativa de hipertensão caiu de 20,2% nos nascidos com peso inferior a 3kg para 12,3% nos nascidos com mais de 4kg.[32]

Estudos experimentais e clínicos têm demonstrado que a redução do número de néfrons intraútero está associada à hipertensão arterial e a alterações da função renal pós-natal.[33,34] Um estudo examinou o número de néfrons em natimortos e em crianças que morreram no primeiro ano de vida. O número de néfrons foi significativamente mais baixo em crianças nascidas PIG quando comparadas com aquelas nascidas com o peso adequado.[35] A redução da massa de néfrons determina uma hipertrofia dos néfrons remanescentes com o objetivo de manter a função adequada. Como consequência, observa-se um aumento da pressão intracapilar, podendo acarretar danos nas paredes capilares.[36]

Corroborando esses achados, a análise dos rins pós-morte em portadores de hipertensão vítimas de acidentes evidenciou redução do número de glomérulos associados ao aumento do volume glomerular em relação aos indivíduos normotensos.[37] Um estudo de coorte envolvendo 7.457 adultos entre 20 e 30 anos avaliou a função renal e sua associação com o peso relacionado à idade gestacional ao nascimento. Os autores observaram que o risco de *clearance* de creatinina alterado foi de 1,66 (IC 95%; 1,16-2,37) em homens classificados quando recém-nascidos como PIG (n=261) e de 2,40 (IC 95%; 1,46-3,94) quando eram pequenos para a idade gestacional (n=101) quando comparados com AIG (n=2.755). Entre as mulheres (n=283, 112 e 3.126, respectivamente), o risco foi de 1,65 (IC 95%; 1,17-2,35) e 2,00 (IC 95%; 1,21-3,29) para as nascidas pequenas e muito pequenas, quando comparadas com as adequadas para a idade gestacional.[38]

Outra consequência muito estudada da restrição de crescimento fetal é a intolerância à glicose e o diabetes. Observa-se uma redução no número de células pancreáticas com consequente redução na secreção de insulina nessa população. Estudos realizados em animais que nasceram com restrição de crescimento evidenciaram uma redução no número de células β e na secreção de insulina, além de uma redução da resposta da insulina à glicose.[39,40,41] Portanto, fetos que passaram por esse processo intraútero podem desenvolver diabetes quando a necessidade de insulina excede a capacidade produtora do pâncreas. Atualmente existem evidências demonstrando que a reprogramação fetal pode alterar o genoma fetal. Essas alterações têm sido demonstradas em genes relevantes, incluindo aqueles envolvidos no desenvolvimento das células beta.[42,43,44]

Um estudo avaliando a prevalência de diabetes e de intolerância à glicose de acordo com o peso ao nascer em indivíduos com 64 anos observou que a prevalência caiu de 40% entre os que nasceram com peso menor ou igual a 2,5kg para 14% naqueles cujo peso foi maior que 4,31kg. A prevalência voltou a aumentar quando o peso ao nascer foi maior que 4,5kg.[45]

Outras doenças crônicas têm sido relacionadas à vida intrauterina. Associação positiva entre baixo peso ao nascer e depressão tem sido demonstrada em alguns estudos.[46,47] Um estudo transversal de base populacional, envolvendo 580 adultos (idade entre 18 e 25 anos), observou associação significante entre depressão e baixo peso ao nascer (OR 2,88, IC 95%; 1,26-6,59) e admissão neonatal em unidade de terapia intensiva (OR 3,12, IC 95%; 1,25-7,78), independentemente do gênero.[46]

A síndrome de ovários policísticos (SOP) também tem sido associada ao peso ao nascer. Um estudo analisou 235 mulheres nascidas no Reino Unido e sugeriu que as duas formas mais comuns da SOP podem ter origem na vida intrauterina. Mulheres com SOP que eram eutróficas ou desnutridas geralmente tinham nascido de gestações pós-termo, o que pode resultar em alterações permanentes no controle hipotalâmico da liberação do hormônio luteinizante (LH). Mulheres com SOP portadoras de obesidade, hisurtismo e alta secreção de androgênios tendiam a ter mães com alto índice de massa corpórea (IMC) na gravidez. Essas observações sugerem que o padrão de liberação hormonal e de sensibilidade celular estabelecida no útero pode influenciar a modulação hormonal pós-natal.[48]

## MACROSSOMIA E DOENÇAS CRÔNICAS

Apesar de o foco dos estudos que abordam as doenças do adulto com origem na vida fetal ter sido inicialmente direcionado à privação de nutrientes, atualmente a epidemia global de obesidade tem despertado o interesse para a sobrecarga de calorias. O ganho excessivo de peso tem-se apresentado cada vez mais precocemente, começando ainda na fase intrauterina, com consequente repercussão no aumento do peso ao nascer.[49] Durante o desenvolvimento humano existem períodos críticos que parecem ter influência no desenvolvimento da obesidade, destacando-se o período pré-natal, a faixa entre 5 e 7 anos e a puberdade. O período pré-natal se caracteriza por rápido crescimento, diferenciação e replicação celular, além de maturação funcional dos sistemas, sendo, portanto, um período bastante vulnerável às alterações nutricionais.[50]

Macrossomia é definida como o peso ao nascimento maior que 4kg, independentemente da idade gestacional e de variáveis demográficas, enquanto os recém-nascidos são classificados como grandes para a idade gestacional (GIG) quando o peso se encontra acima do percentil 90, em curvas adequadas para sexo e população.[51] A frequência de macrossômicos tem aumentado nas últimas décadas em diversos países, variando de 3% a 15% das gestações normais, 15% a 50% das gestações de pacientes portadoras de diabetes *mellitus* gestacional (DMG) e alcançando até 40% nas gestações de mulheres com diabetes dos tipos 1 e 2.[52,53]

Um estudo de coorte acompanhou o peso de 14.000 adolescentes nos Estados Unidos. O aumento de 1kg ao nascer elevou o risco de desenvolver obesidade entre 9 e 14 anos em 50%. Quando o risco foi ajustado para o estado nutricional materno, ele permaneceu alto, em torno de 30%. Outro estudo avaliando jovens entre 18 e 26 anos na Holanda evidenciou correlação entre o IMC e o peso ao nascer. Observou-se ainda correlação do alto peso ao nascer com a adiposidade materna e paterna, sendo a correlação mais forte com a adiposidade materna, reforçando a hipótese de que o ambiente uterino desempenha importante papel no desenvolvimento da obesidade.[54] Um estudo comparando gêmeos homozigóticos do sexo feminino mostrou que, quando a diferença entre os pesos ao nascer excedeu 15%, o gêmeo com maior peso apresentava IMC maior quando adulto.[55]

Durante a vida fetal o principal substrato para o crescimento é a glicose, e o principal hormônio, a insulina. Na presença de glicose em excesso ocorre um estímulo do pâncreas fetal com hiperplasia das células β, resultando em hiperinsulinemia e consequente aumento do anabolismo fetal. Dependendo da intensidade do estímulo e da fase da gestação em que ocorre, essa modificação se torna permanente, de forma que, mesmo depois do nascimento, esses fetos permanecem com propensão a alterações do metabolismo, processo esse bem evidenciado em recém-nascidos de gestantes diabéticas, que têm um risco maior de desenvolver obesidade na vida adulta. Observa-se que o peso ao nascer e a adiposidade infantil se relacionam positivamente com o nível de leptina, cuja concentração no cordão umbilical está acima do normal em recém-nascidos (RN) de mães portadoras de diabetes, sugerindo-se que a programação da regulação da leptina contribua no surgimento da obesidade.[56,57]

Uma importante associação entre peso ao nascer superior a 4kg e sobrepeso entre 6 e 13 anos foi demonstrada em um estudo realizado na Holanda envolvendo 300.000 criancas nascidas entre 1936 e 1983. Sugeriu-se que o aumento do peso fetal está relacionado ao crescimento do consumo calórico ou da prevalência de intolerância à glicose no período da gestação.[58] Um estudo de coorte acompanhou crianças aos 6, 7, 9 e 11 anos de idade, sendo que 84 nasceram grandes para a idade gestacional (GIG) e 95 nasceram com peso adequado para a idade gestacional (AIG). Os autores observaram que crianças nascidas GIG e expostas a ambiente uterino metabolicamente desfavorável (diabetes ou obesidade materna) têm maior risco de desenvolver síndrome metabólica (OR = 219, IC 95%; 1,25-3,82 e 1,81, IC 95%; 1,03-3,19, respectivamente).[56]

A associação entre macrossomia e doenças como artrite reumatoide, câncer de mama e câncer entre adolescentes e crianças também tem sido investigada.[59,60,61] Um estudo de coorte envolvendo 87.077 mulheres (Nurses'Health Study Cohort) verificou um risco relativo de 2,0 (IC 95%, 1,3-3,0) para o desenvolvimento de artrite reumatoide quando o peso ao nascer era maior do que ou igual a 4,5kg. Essa associação persistiu mesmo quando foram controlados os fatores potencialmente confundidores.[59] Em relação ao câncer de mama, um estudo de coorte realizado na Suécia envolveu 5.358 mulheres nascidas entre 1915 e 1929. Mulheres que nasceram com peso maior do que ou igual a 4kg tiveram um risco maior de desenvolver câncer de mama quando comparadas com mulheres nascidas com idade gestacional similar e peso inferior a 3kg (risco relativo [RR] = 3,5, IC 95%; 1,3-9,3).[60] Um estudo de caso-controle também avaliou a associação entre o peso ao nascer e o câncer de mama. Foram selecionados 373 casos de câncer de mama e 1.150 controles pareados por idade. Após análise de regressão logística o câncer de mama permaneceu associado positivamente ao câncer de mama. Peso ao nascer igual ou superior a 3,7kg esteve associado com aumento do risco em 40% (OR = 1,4%, IC 95%; 1,1-1,9) quando comparado ao peso ao nascer inferior a 3,9kg.[61]

Atualmente o peso ao nascer vem sendo também associado ao câncer em crianças e adolescentes. Um estudo analisou 1 milhão e 65 mil indivíduos com idade inferior a 16 anos. Dentre eles, 3.252 desenvolveram algum tipo de câncer, sendo a leucemia o mais frequente. O aumento do risco para todos os tipos de câncer observados foi de 1,23 para cada quilo no peso ao nascer (IC 95%; 1,14-1,32). Para leucemia o aumento foi de 1,29 (IC 95%; 1,14-1,47) e 1,07 para câncer de sistema nervoso central (IC 95%; 0,93-1,23).[62] Uma revisão sistemática avaliou 32 estudos incluindo 16.501 casos de leucemia. Observou-se associação entre o alto peso ao nascer e leucemia (OR = 1,35, IC 95%; 1,24-1,48) quando comparado com peso ao nascer normal. Para cada aumento de 1kg no peso ao nascer o OR foi de 1,18 (IC 95%; 1,13-1,23).[63]

Concluímos que o ambiente uterino desempenha um importante papel na programação da composição corporal e no desenvolvimento de doenças na infância e na vida adulta. Dessa forma, devem ser evitados tanto a restrição como o aporte excessivo de nutrientes durante o desenvolvimento fetal, sempre que possível, como forma de prevenir o ciclo vicioso das alterações metabólicas e de suas consequências. A par dos cuidados pós-natais com a nutrição e o desenvolvimento, as medidas pré-natais devem contribuir para a prevenção de diversas doenças, com ênfase nas alterações metabólicas e doenças cardiovasculares.

## REFERÊNCIAS BIBLIOGRÁFICAS


1. Barker DJ, Osmond C, Golding J *et al.* Growth in utero, blood pressure in childhood and adult life, and mortality from cardiovascular disease. *Br Med J*, 1989; *298*: 564-7.
2. Barker DJ. Fetal origins of coronary heart disease. *BMJ*, 1995; *311*: 171–4.
3. Barker DJ, Martyn CN, Osmond C, Hales CN, Fall CH. Growth in utero and serum cholesterol concentrations in adult life. *BMJ*, 1993; *307*: 1524-7.
4. Langley SC, Jackson AA. Increased systolic blood pressure in adult rats induced by fetal exposure to maternal low protein diets. *Clin Sci*, 1994; *86*: 217-22.
5. Desai M, Crowther N, Ozanne SE, Lucas A, Hales CN. Adult glucose and lipid metabolism may be programmed during fetal life. *Biochem Soc Trans*, 1995; *23*: 331-5.
6. Painter RC, de Rooij SR, Bossuyt PM *et al.* Early onset of coronary artery disease after prenatal exposure to the Dutch famine. *Am J Clin Nutr*, 2006; *84*: 322-7.
7. Taylor SJC, Whincup PH, Cook DG, Papacosta O, Walker M. Size at birth and blood pressure; cross sectional study in 8–11 year old children. *BMJ*, 1997; *314*: 475-80.
8. Barker DJ, Gluckman PD, Godfrey KM, Harding JE, Owens JA, Robinson JS. Fetal nutrition and cardiovascular disease in adult life. *Lancet* 1993; *341*: 938-41.
9. World Health Organization [WHO]. Physical status: the use and interpretation of antropometry. Report. Geneva; 1995. (WHO-Technical Reports Series, 854).

10. Williams RL, Creasy RK, Cunningham GC, Hawes WE, Norris FD, Tashiro M. M. Fetal growth and perinatal viability in California. *Obstet. Gynecol*, 1982; *59*: 624-32.
11. Kramer MS. Determinants of low birth weight: methodological assessment and metaanalysis. *Bull WHO*, 1987; *65*: 663-737.
12. Halac E, Olmas JM, Ottino CO, Paisani JM. El dilema del hijo de madre diabética: evolución, pasado, presente y futuro. *Arch Argent Pediatr*, 2008; *106*: 36-9.
13. Moore VM, Miller AG, Boulton TJC, Cockington RA, Hamilton Craig I, Magarey AM et al. Placental weight, birth measurements, and blood pressure at age 8 years. *Arch Dis Child* 1996; *74*: 538-41.
14. Barker DJ, Eriksson JG, Forsén T, Osmond C. Fetal origins of adult disease: strength of effects and biological basis. *Int J Epidemiol*, 2002; *31*: 1.235-9.
15. de Rooij SR, Painter RC, Phillips DI *et al.* Impaired insulin secretion after prenatal exposure to the Dutch famine. *Diabetes Care*, 2006; *29*: 1897-901.
16. Brown AS, Susser ES, Lin SP *et al.* Increased risk of affective disorders in males after second trimester prenatal exposure to the Dutch hunger winter of 1944-45. *Br J Psychiatry*, 1995; *166*: 601-6.
17. Zambrano E, Martinez-Samayoa PM, Bautista CJ *et al.* Sex differences in transgenerational alterations of growth and metabolism in progeny (F2) of female offspring (F1) of rats fed a low protein diet during pregnancy and lactation. *J Physiol*, 2005; *566*: 225-36.
18. Hemmings DG, Williams SJ, Davidge ST. Increased myogenic tone in 7-month-old adult male but not female offspring from rat dams exposed to hypoxia during pregnancy. *Am J Physiol Heart Circ Physiol* 2005; *289*: 674-82.
19. Baschat AA, Hecher K. Fetal growth restriction due to placental disease. *Semin Perinatol*, 2004; *28*: 67-80.
20. Khong TY, De Wolf F, Robertson WB, Brosens I. Inadequate maternal vascular responseto placentation in pregnancies complicated by pre-eclampsia and by small-for-gestational age infants. *Br J Obstet Gynaecol*, 1986; *93*: 1.049-59.
21. Brosens I, Robertson WB, Dixon HG. The physiological response of the vessels of the placental bed to normal pregnancy. *J Pathol Bacteriol*, 1967; *93*: 569-79.
22. Pijnenborg R, Dixon G, Robertson WB, Brosens I. Trophoblastic invasion of human deciduas from 8 to 18 weeks of pregnancy. *Placenta*, 1980; *1*: 3-19.
23. Gerretsen G, Huisjes HJ, Hardonk MJ, Elema JD. Trophoblast alterations in the placental bed in relation to physiological changes in spiral arteries. *Br J Obstet Gynaecol*, 1983; *90*: 34-9.
24. Albaiges G, Missfelder-Lobos H, Lees C, Parra M, Nicolaides KH. One-stage screening for pregnancy complications by color Doppler assessment of the uterine arteries at 23 weeks' gestation. *Obstet Gynecol*, 2000; *96*: 559-64.
25. Mitra SC, Seshan SV, Riachi LE. Placental vessel morphometry in growth retardation and increased resistance of the umbilical artery Doppler flow. *J Matern Fetal Med* 2000; *9*: 282-6.

26. Peeters LL, Sheldon RE, Jones MD Jr, Makowski EL, Meschia G. Blood flow to fetal organs as a function of arterial oxygen content. *Am J Obstet Gynecol*, 1979; *135*: 637-46.
27. Turan OM, Turan S, Gungor S, Berg C, Moyano D, Gembruch U *et al.* Progression of Doppler abnormalities in intrauterine growth restriction. *Ultrasound Obstet Gynecol*, 2008; *32*: 160-7.
28. Godfrey KM, Barker DJ. Fetal nutrition and adult disease. *Am J Clin Nutr*, 2000; *71*: 1.344S-52S.
29. Verburg BO, Jaddoe VW, Wladimiroff JW, Hofman A, Witteman JC, Steegers EA. Fetal hemodynamic adaptive changes related to intrauterine growth: the Generation R Study *Circulation*, 2008; *117*: 649-59.
30. Ogden CL, Schoendorf KC, Kiely JL, Gillman MW. Fetal growth and childhood cholesterol levels in the United States. *Paediatr Perinat Epidemiol*, 2008; *22*: 5-11.
31. Huxley RR, Shiell AW, Law CM The role of size at birth and postnatal catch-up growth in determining systolic blood pressure: a systematic review of the literature. *Hypertens*, 2000; *18*: 815-31.
32. Barker DJ, Forsén T, Eriksson JG, Osmond C. Growth and living conditions in childhood and hypertension in adult life: a longitudinal study. *J Hypertens*, 2002; *20*: 1.951-6.
33. Brenner BM, Mackenzie HS. Nephron mass as a risk factor for progression of renal disease. *Kidney Int Suppl*, 1997; *63*: S124-S127.
34. Manalich R, Reyes L, Herrera M *et al.* Relationship between weight at birth and the number and size of renal glomeruli in humans: a histomorphometric study. *Kidney Int*, 2000; *58*: 770-3.
35. Hinchliffe SA, Lynch MR, Sargent PH, Howard CV, Van Velzen D: The effect of intrauterine growth retardation on the development of renal nephrons. *Br J Obstet Gynaecol*, 1992; *99*: 296-301.
36. Brenner BM, Lawler EV, Mackenzie HS: The hyperfiltration theory: A paradigm shift in nephrology. *Kidney Int*, 1996; *49*: 1.774-7.
37. Keller G, Zimmer G, Mall G, Ritz E, Amann K: Nephron number in patients with primary hypertension. *N Engl J Med*, 2003; *348*: 101-8.
38. Hallan S, Euser AM, Irgens LM, Finken MJ, Holmen J, Dekker FW.Effect of intrauterine growth restriction on kidney function at young adult age: the Nord Trøndelag Health (HUNT 2) Study. *Am J Kidney Dis*, 2008; *51*: 10-20.
39. Limesand SW, Rozance PJ, Zerbe GO *et al.* Attenuated insulin release and storage in fetal sheep pancreatic islets with intrauterine growth restriction. *Endocrinology*, 2006; *147*: 1.488-97.
40. Hales CN, Ozanne SE. For debate: fetal and early postnatal growth restriction lead to diabetes, the metabolic syndrome and renal failure. *Diabetologia*, 2003; *46*: 1.013-19.
41. Simmons RA, Templeton LJ, Gertz SJ: Intrauterine growth retardation leads to the development of type 2 diabetes in the rat. *Diabetes*, 2001; *50*: 2.279-86.

42. Waterland RA, Jirtle RL. Early nutrition, epigenetic changes at transposons and imprinted genes, and enhanced susceptibility to adult chronic diseases. *Nutrition*, 2004; *20*: 63-8.
43. Jaenisch R, Bird A. Epigenetic regulation of gene expression: how the genome integrates intrinsic and environmental signals. *Nat Genet*, 2003; *33*: 245-54.
44. Park J, Suponitsky-Kroyter I, Niu H *et al.* Epigenetic silencing of Pdx-1 in growth retarded (IUGR) rats. *Pediatr Res*, 2008.
45. Hales CN, Barker DJP, Clark PMS *et al.* Fetal and infant growth and impaired glucose tolerance at age 64. *BMJ*, 1991; *303*: 1.019-22.
46. Nomura Y, Wickramaratne P, Pilowsky D, Newcorn J, Bruder- Costello B, Davey C *et al.* Low birth weight an risk of affective disorders and selected medical illness in offspring at high and low risk for depression. *Compr Psychiatry*, 2007; *48*: 470-8.
47. Paile-Hyvärinen, Räikkönen K, Forsén T, Kajantie E, Ylihärsilä H, Salonen MK, Osmond C, Eriksonn JG. Depression and its association with diabetes, cardiovascular disease, and birth weight. *Ann Med*, 2007; *39*: 634-40.
48. Pandolfi C, Zugaro A, Lattanzio F, Necozione S, Barbonetti A, Colangeli MS, Francavilla S, Francavilla F. Low birth weight and later development of insulin resistance and biochemical/ clinical features of polycystic ovary syndrome. *Metabolism*, 2008; *57*: 999-1.004.
49. Evangelidou EN, Kiortsis DN, Bairaktari ET, Giapros VI, Cholevas VK, Tzallas CS *et al.* Lipid profile, glucose homeostasis, blood pressure, and obesity-anthropometric markers in macrosomic offspring of nondiabetic mothers. *Diabetes Care*, 2006; *29*: 1.197-201.
50. Dietz WH. Critical periods in childhood for the development of obesity. *Am J Clin Nutr* 1994; *59*: 955-9.
51. Kerche LTRL, Abbade JF, Costa RAA, Rudge MVC, Calderon IMP. Fatores de risco para macrossomia fetal em gestações complicadas por diabete ou hiperglicemia diária. *Rev Bras Ginecol Obstet*, 2005; *27*: 580-7.
52. Takimoto H, Sugiyama T, Fukuoka H, Kato N, Yoshiike, N. Maternal weight gain ranges for optimal fetal growth in Japanese women. *Int J Gynaecol Obstet*, 2006; *92*: 272-8.
53. Evangelidou EN, Kiortsis DN, Bairaktari ET, Giapros VI, Cholevas VK, Tzallas CS *et al.* Lipid profile, glucose homeostasis, blood pressure, and obesity anthropometric markers in macrossomic offspring of nondiabetic mothers. *Diabetes Care*, 2006; *29*: 1.197-201.
54. Sørensen HT, Sabroe S, Rothman KJ, Gillman M, Fischer P, Sørensen TI. Relation between weight and length at birth and body mass index in young adulthood: cohort study. *Bone Miner J*, 1997; *315*: 1.137.
55. Loos RJ, Beunen G, Fagard R *et al.* Birth weight and body composition in young women: a prospective twin study. *Am J Clin Nutr*, 2002; *75*: 676-82.
56. Boney CM, Verma A, Tucker R, Vohr BR. Metabolic syndrome in childhood: association with birth weight, maternal obesity, and gestational diabetes mellitus. *Pediatrics*, 2005; *115*: 290-6.

57. Schaefer-Graf UM, Pawliczak J, Passow D *et al.* Birth weight and parental BMI predict overweight in children from mothers with gestational diabetes. *Diabetes Care*, 2005; *28*: 1.745-50.
58. Rugholm S, Baker JL, Olsen LW, Schack-Nielson L, Bua J, Sorensen TI. Stability of the association between birth weight and childhood overweight during the development of the obesity epidemic. *Obes Res*, 2005; *13*: 2.187-94.
59. Mandl LA, Costenbader KH, Simard JF, Karlson EW. Is birthweight associated with risk of rheumatoid arthritis? Data from a large cohort study. *Ann Rheum Dis*, 2009; *68*: 514-8.
60. McCormack VA, dos Santos Silva I, De Stavola BL, Mohsen R, Leon DA, Lithell HO. Fetal growth and subsequent risk of breast cancer: results from long term follow up of Swedish cohort. *BMJ*, 2003; *326*: 248.
61. Vatten LJ, Maehle BO, Lund Nilsen TI, Tretli S, Hsieh CC, Trichopoulos D, Stuver SO. Birth weight as a predictor of breast cancer: a case-control study in Norway. *Br J Cancer*, 2002; *86*: 89-91.
62. Samuelsen SO, Bakketeig LS, Tretli S, Johannesen TB, Magnus P. Birth weight and childhood cancer. *Epidemiology*, 2009; *20*: 484-7.
63. Caughey RW, Michels KB. Birth weight and childhood leukemia: a meta-analysis and review of the current evidence. *Int J Cancer*, 2009; *124*: 2.658-70.

CAPÍTULO 4

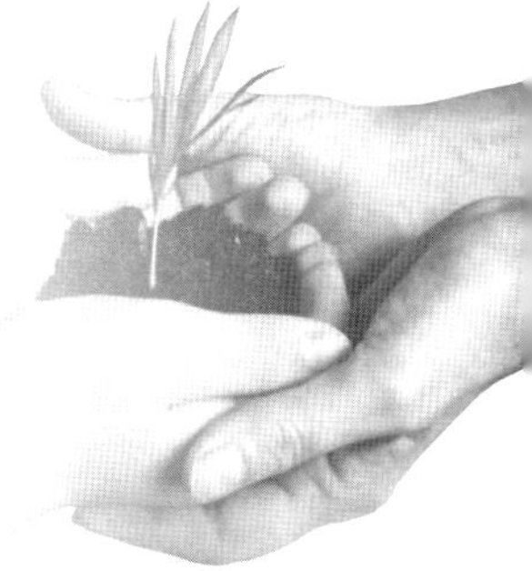

# Aterosclerose – Doença da Infância

João Guilherme Bezerra Alves

## INTRODUÇÃO

A aterosclerose está incriminada em mais de 50% das mortes em adultos nos países desenvolvidos. Só os Estados Unidos chegam a despender mais de 80 bilhões de dólares na assistência de pessoas acometidas por esse processo degenerativo. Os estudos das últimas duas décadas têm apontado que o processo aterosclerótico se inicia na infância, evoluindo no decurso da vida. Existem estimativas afirmando que uma em cada cinco crianças desenvolverá aterosclerose na vida adulta antes de completar 60 anos de idade.

Os estudos epidemiológicos colocam como principais fatores de risco para aterosclerose a dislipidemia, a hipertensão arterial, o diabetes e a obesidade. Todos esses fatores de risco, habitualmente, têm início de forma silenciosa na infância e adolescência. Alguns desses fatores podem estar já estabelecidos na vida intrauterina, como demonstram os achados de placas de aterosclerose em fetos de mães que apresentam hipercolesterolemia.

Cerca de 90% dos ataques cardíacos podem ser prevenidos. Estudos em adultos na faixa etária dos 50 anos demonstram que esses indivíduos, quando não portadores de fatores de risco para a doença cardíaca sistêmica (DCI), apresentam elevadas chances de chegar aos 95 anos de idade. Dessa forma, podemos estimar o forte impacto sobre as DCI se a prevenção exitosa desses fatores de risco for obtida desde os primeiros anos de vida.

## EVIDÊNCIAS CIENTÍFICAS

A progressão das estrias de gordura na faixa etária infantil para placas ateromatosas com sintomatologia clínica na vida adulta foi estabelecida em estudos patológicos desenvolvidos entre 1950 e 1960. A estria gordurosa é considerada a lesão anatomopatológica inicial do processo ateroesclerótico, composta de lipídeos e lipoproteínas aderidos à camada íntima dos vasos e com endotélio superposto íntegro. Até esse nível, o processo de aterosclerose parece ser reversível. A placa fibrosa, que começa a se desenvolver a partir da adolescência, tem a sua reversibilidade questionada, pois já existem tecido fibroso e proliferação da camada vascular íntima.

Uns dos primeiros que passaram a considerar a aterosclerose um problema pediátrico foram Holman, em 1961, e Kannel & Dawber, em 1972. Fortes evidências em favor dessa nova conceituação surgiram na guerra da Coreia, por meio do estudo de Enos *et al.*, que constataram um percentual de 45% a 77% de aterosclerose em vasos coronarianos de soldados jovens mortos em combate. Dezoito anos mais tarde, os mesmos resultados foram encontrados na guerra do Vietnam em jovens soldados americanos. Mason Rigal *et al.* também relataram esses mesmos achados em jovens do sexo masculino. Já Holman, em 1968, estudando necrópsias com crianças, encontrou estrias gordurosas em menores de 5 anos de idade. O Bogalusa Heart Study demonstrou que efeitos adversos dos fatores de risco em adolescentes aceleravam a transformação das estrias gordurosas em placas fibrosas.

Um estudo finlandês que seguiu mais de duas mil crianças examinadas para fatores de risco para doenças cardiovasculares (LDL-C, hipertensão arterial) verificou que esses indivíduos dos 24 aos 49 anos apresentavam placas de aterosclerose em carótidas, detectadas pelo exame ultrassonográfico.

Avanços recentes em relação à biologia molecular e celular têm melhor descrito a função e a estrutura das lipoproteínas, apoproteínas, matrix do tecido conectivo cardiovascular, prostaglandinas, receptores de superfície celular, facilitando o entendimento do processo de aterosclerose. Os fatores de risco para a sua gênese já estão presentes na criança e no adolescente. Infelizmente esse conhecimento não tem sido levado para a prática clínica, especialmente ao nível de prevenção primária, que proporcionaria uma reversão ou um retardo da sintomatologia no curso da aterosclerose.

O endotélio desempenha um papel fundamental na aterogênese, atuando como um transdutor de sinais, regulando o processo inflamatório, a adesão celular, os fatores de crescimento e o tônus da musculatura lisa. Agressões ao endotélio representam a primeira manifestação da aterosclerose subclínica. Atualmente, vários testes não invasivos podem ser aplicados em crianças para determinar a função e a estrutura das artérias periféricas, como a mensuração, por meio do ultrassom, do fluxo de dilatação da artéria braquial, da distensão da artéria carótida e da espessura das artérias carótida, femoral ou aorta abdominal. Também tem sido utilizado o tonômetro de pressão para verificação da velocidade da onda de pulso (artéria carótida para a artéria radial ou femoral).

Praticamente, todos os fatores de risco para aterosclerose podem estar presentes na vida intrauterina, infância ou adolescência, tais como: hiperlipidemia, hipertensão, diabetes, tabagismo, obesidade, subnutrição fetal e desvios da velocidade de crescimento. Quanto mais cedo a presença de algum desses fatores, maior a exposição no hospedeiro e, por conseguinte, efeitos mais ampliados. Dessa forma, programas de prevenção da aterosclerose devem ser iniciados ainda nos primórdios da vida.

Os estudos são praticamente unânimes em demonstrar a associação direta entre os níveis séricos de colesterol elevado e de hipertensão arterial com lesões ateroescleróticas. O colesterol é mais importante no desenvolvimento da aterosclerose de vasos coronarianos, enquanto a hipertensão arterial está mais associada à aterosclerose de vasos cerebrais. O fumo, não de maneira tão intensa como o colesterol e a hipertensão arterial, mas de forma significativa, tem sido implicado como importante fator de risco para a gênese da aterosclerose de vasos coronarianos e cerebrais. Já a associação com obesidade e atividade física tem sido inconstante.

O fato de essa afecção ser de origem multicausal dificulta a interpretação dos estudos em relação ao real papel dos vários agentes causais. Dos vários fatores de risco bem estabelecidos existem aqueles imutáveis, como a idade avançada, o sexo masculino e a história familiar. Mas há outros que também podem ser razoavelmente controlados, como a hipertensão arterial, a dislipidemia, o tabagismo, a intolerância à glicose, a obesidade e a vida sedentária. Pelos fortes indícios de que a aterosclerose tenha início na infância, assim como os fatores de risco mutáveis, vários autores têm chamado atenção de que esses fatores começam a ser estabelecidos nos primórdios da vida, sendo assim exigidas estratégias concretas para o seu controle.

Estudiosos do assunto, em reunião internacional, chegaram ao consenso de que as medidas relacionadas a seguir seriam recomendadas para a prevenção da aterosclerose:

1. Ter início na infância (existe hoje farta evidência científica de que a aterosclerose tenha seu início desde os primeiros anos de vida);
2. Identificar crianças de risco (história familiar ou hipercolesterolemia);
3. Evitar ganho de peso excessivo;
4. Estimular a prática de exercícios regularmente (além de evitar excesso de peso, a atividade física aumenta os níveis de HDL);
5. Evitar o fumo (o fumo é um fator de risco bem comprovado para o desenvolvimento da aterosclerose, além de o hábito de fumar geralmente ter início na adolescência);
6. Dieta pobre em sal;
7. Evitar dieta rica em colesterol e triglicerídeos de cadeia longa (a hipercolesterolemia associada ao aumento do LDL parece ser o principal fator de risco para a aterosclerose);
8. Controle da pressão arterial (duas aferições por ano em crianças assintomáticas a partir do terceiro ano de vida).

Roy & Galeno orientam ainda para o rastreamento de crianças de maior risco, como aquelas em que exista na família história de infarto do miocárdio em pessoas antes dos 55 anos de idade, diabetes *mellitus*, hipertensão arterial, níveis anormais de lipídeos ou doença vascular periférica. Para essas crianças eles recomendam a aferição dos níveis de colesterol e lipoproteínas.

Como os padrões de estilo de vida são determinados na infância e adolescência, sendo apenas durante esse período que a progressão da lesão ateroesclerótica pode ser bloqueada, parece justificável a afirmação de Haust, que considera a aterosclerose um problema pediátrico. Ele orienta os médicos pediatras para que prescrevam sempre aos seus pacientes uma dieta pobre em sal, com baixos teores de colesterol e gordura, com uma relação adequada de ácidos graxos saturados para poli-insaturados, rica em fibra e carboidratos complexos. Recomenda ainda atenção para o controle da hipertensão arterial, diabetes *mellitus* e obesidade, além de aconselhamentos em relação ao fumo e atividade física regular.

## BIBLIOGRAFIAS


Charakida M, Tousoulis D, Stefanadis C. Early atherosclerosis in childhood: diagnostic approaches and therapeutic strategies. *Int J Cardiol*, 2006;*109* (2):152-9.

Dalainas I, Ioannou HP. The role of trans fatty acids in atherosclerosis, cardiovascular disease and infant development. *Int Angiol*, 2008; *27* (2): 146-56.

Ea Nakashima Y, Fujii H, Sumiyoshi S *et al.* Rly human atherosclerosis: accumulation of lipid and proteoglycans in intimal thickenings followed by macrophage infiltration. *Arterioscler Thromb Vasc Biol*, 2007;*27* (5): 1.159-65.

Goharkhay N, Sbrana E, Gamble PK *et al.* Characterization of a murine model of fetal programming of atherosclerosis. *Am J Obstet Gynecol*, 2007; *197*(4): 416 e 1-5.

Green D, Foiles N, Chan C *et al.* Elevated fibrinogen levels and subsequent subclinical atherosclerosis: the CARDIA Study. *Atherosclerosis*, 2009; *202* (2): 623-31.

Homma S, Troxclair DA, Zieske AW *et al.* Histological topographical comparisons of atherosclerosis progression in juveniles and young adults. Pathobiological Determinants of Atherosclerosis in Youth (PDAY) Research Group. *Atherosclerosis*, 2008; *197* (2): 791-8.

Insull W Jr. The pathology of atherosclerosis: plaque development and plaque responses to medical treatment. *Am J Med*, 2009; *122* (1 Suppl): S3-S14.

Knoflach M, Kiechl S, Kind M *et al.* Cardiovascular risk factors and atherosclerosis in young males: ARMY study (Atherosclerosis Risk-Factors in Male Youngsters). *Circulation*, 2003; *108* (9): 1.064-9.

Leeson P. Pediatric prevention of atherosclerosis: targeting early variation in vascular biology. *Pediatrics* 2007 Jun; *119* (6): 1.204-6.

McMahan CA, Gidding SS, Malcom GT *et al.* Pathobiological Determinants of Atherosclerosis in Youth Research Group. Pathobiological determinants of atherosclerosis in youth risk scores are associated with early and advanced atherosclerosis. *Pediatrics*, 2006; *118* (4): 1.447-55.

[No authors listed] High-normal blood pressure in young adults as a risk for atherosclerosis later in life. *Ann Intern Med*, 2008; *149* (2): 147.

Raitakari OT, Juonala M, Kahönen M *et al.* Cardiovascular risk factors in childhood and carotid artery intima-media thickness in adulthood: the Cardiovascular Risk in Young Finns Study. *JAMA* 2003; *290*: 2.277-83.

Stehbens WE. Relevance of hypercholesterolemia to fetal and pediatric atherosclerosis. *Pediatr Pathol Mol Med*, 2002; *21* (3): 259-78.

Steinberger J, Daniels SR, Eckel RH *et al.* American Heart Association Atherosclerosis, Hypertension, and Obesity in the Young Committee of the Council on

Cardiovascular Disease in the Young; Council on Cardiovascular Nursing; and Council on Nutrition, Physical Activity, and Metabolism. Progress and challenges in metabolic syndrome in children and adolescents: a scientific statement from the American Heart Association Atherosclerosis, Hypertension, and Obesity in the Young Committee of the Council on Cardiovascular Disease in the Young; Council on Cardiovascular Nursing; and Council on Nutrition, Physical Activity, and Metabolism. *Circulation*, 2009;*119* (4): 628-47.

Urbina E, Alpert B, Flynn J *et al.* American Heart Association Atherosclerosis, Hypertension, and Obesity in Youth Committee. Ambulatory blood pressure monitoring in children and adolescents: recommendations for standard assessment: a scientific statement from the American Heart Association Atherosclerosis, Hypertension, and Obesity in Youth Committee of the council on cardiovascular disease in the young and the council for high blood pressure research. *Hypertension*, 2008; *52* (3):433-51.

CAPÍTULO 5

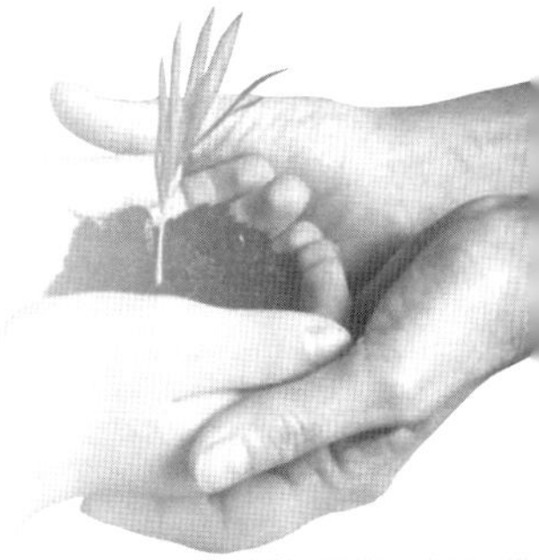

# Doença Cardíaca Isquêmica

Cristiane Campello Bresani • João Guilherme Bezerra Alves • Fernando Figueira (*I.M.*)

## INTRODUÇÃO

*"Dentre as afecções crônicas cardiovasculares que ocupam, no mundo, a liderança como causa mortis, a doença cardíaca isquêmica (DCI), principal representante da doença aterosclerótica, atinge aproximadamente 60 milhões de americanos e consome 14 bilhões de dólares anualmente. No Japão, a sua incidência vem aumentando nos últimos 40 anos. Mesmo no Brasil, onde ainda predominam como causas de morte as afecções ligadas à pobreza, as doenças cardiovasculares são as principais causas de óbito em adultos, respondendo por mais de 300.000 mortes por ano e consumindo os maiores recursos da Previdência Social. Cerca de 1/3 dos óbitos no país são ocasionados por doenças coronarianas.*

*A doença cardíaca sistêmica (DCI) tem como principal causa a aterosclerose coronariana. Como vimos, a etiopatogenia da aterosclerose tem início na infância. São reconhecidos como fatores de risco a hipercolesterolemia, a hipertensão arterial (HA), o fumo, o diabetes* mellitus, *a obesidade, o sedentarismo e o estresse. A hipótese defendida por alguns pesquisadores é a de que a modificação de certos comportamentos relacionados à alimentação, a atividade física, ao tabagismo, todos adquiridos habitualmente na infância, possa prevenir ou retardar a fase sintomática da DCI.*

*Mais recentemente, surgiram estudos que apontam mais um fator de risco para a DCI: o baixo peso ao nascer ou ao primeiro ano de vida; representação de uma má nutrição no período fetal ou nos primeiros meses de vida. Acomodações do organismo a esse novo processo originariam alterações morfofuncionais que perdurariam por toda a vida.*

*A seguir descreveremos alguns estudos que chegaram a essa evidência. Em pesquisa envolvendo seis distritos na mesma Hertfordshire, Inglaterra, o grupo de Barker estudou 5.654 homens, nascidos entre 1911 e 1930, que tinham em seus registros os pesos durante o primeiro ano de vida. Observaram que aqueles com baixo peso ao nascer e/ou durante os primeiros 12 meses de vida apresentavam as maiores taxas de mortalidade por doença cardiovascular. A taxa de mortalidade caiu de 111/100.000 nos homens que pesavam 8,2kg ou menos com 1 ano de idade para 42/100.000 naqueles que pesavam 12,3kg ou mais. Dessa forma, medidas que promovam o bom crescimento pré-natal devem ser encorajadas.*

*Vagero & Leon também estudaram a hipótese de que o baixo peso estaria relacionado com doença cardíaca isquêmica em uma casuística de 14.786 gêmeos na Suécia. Compararam as taxas de mortalidade geral desse grupo com a população local. Mortalidade por doença cardíaca isquêmica não foi maior entre os gêmeos – para meninas o risco relativo (RR) foi de 0,99 com intervalo de confiança (IC) de 95%, 0,89-1,10. Nos meninos o RR foi de 0,85; IC 0,79-0,92. Entretanto, o gêmeo, de peso mais baixo de cada par, tinha mais chance de morrer por doença cardiovascular isquêmica, quando comparado ao seu irmão (*odds ratio *[OR] de 1,15; IC 1,03-1,25).*

*Recentemente, algumas pesquisas também têm associado elevadas concentrações de fibrinogênio e do fator VII, numa relação inversamente proporcional, com baixo peso ao nascer ou ao primeiro ano de vida, e diretamente proporcional ao tamanho da placenta. Tanto o fibrinogênio quanto o fator VII podem desempenhar um papel na doença cardíaca isquêmica. Vários estudos demonstram sua importância como fatores de risco para a DCI. Elevadas concentrações plasmáticas de fibrinogênio e do fator VII estão associadas com maior morbimortalidade cardiovascular. A concentração do fibrinogênio se eleva com a idade e o hábito de fumar.*

*Nesses últimos anos, também a Medical Research Council's Environmental Epidemiology Unit, na Inglaterra, evidenciou que alterações do crescimento fetal ou do lactente apresentam efeitos profundos e consequências a longo prazo na saúde do adulto. Concluem que a melhoria na qualidade de saúde do feto e do lactente pode ser a medida mais eficaz na prevenção da doença cardiovascular na vida adulta.*

*Ao que parece, os efeitos nefastos das precárias condições de vida sobre a saúde perduram por mais de uma geração. Na Inglaterra, nos últimos 100 anos, as taxas de mortalidade têm sido constantemente mais elevadas nas áreas Norte e Oeste do país quando comparadas com as regiões Sul e Leste. No passado, uma pior qualidade de vida era observada no Norte e no Oeste do Reino Unido. Hoje, a DCI, que tem na riqueza – traduzida em excessos alimentares e vida sedentária – um dos seus principais fatores etiopatogênicos, é paradoxalmente mais elevada nas áreas mais pobres e nas populações de baixa renda. A correlação entre mortalidade infantil passada e a mortalidade atual por doença cardiovascular é bastante forte (r = 0,73).*

*A mortalidade infantil é um indicador geral de más condições ambientais. Essa forte correlação sugere que alguns aspectos das precárias condições de vida na primeira infância determinam o risco de doença cardiovascular na vida adulta. Esses estudos mostram uma associação mais forte com a mortalidade infantil neonatal do que com a pós-neonatal. Baixa velocidade de crescimento tem sido descrita, na Inglaterra, como associada a fatores de risco para doenças cardiovasculares, como HA, diabetes, alterações nas concentrações do fibrinogênio, fator VII e apolipoproteína B.*

*A DCI, o acidente vascular encefálico (AVE) e a bronquite crônica na Inglaterra são mais comuns nas áreas pobres e nas comunidades de baixa renda. Essas diferenças são muito acentuadas, atingindo mais do dobro, chegando até a ser paradoxal, pois a prosperidade, como vimos, tem-se associado com maior morbimortalidade dessas afecções. As variáveis tabagismo e dieta não justificam essas diferenças. Existem evidências, hoje, de que elas advêm de variações geográficas e de classe social na infância, sendo responsáveis por alterações da saúde 50 a 60 anos mais tarde.*

*As taxas de mortalidade por doença cardiovascular no Reino Unido, apesar de estarem associadas com o aumento da prosperidade, são mais elevadas nas áreas menos afluentes. Barker & Osmond verificaram uma forte relação geográfica entre mortalidade por DCI de 1968 a 1978 e mortalidade infantil de 1921 a 1925. Dentre as causas comuns de morte, apenas bronquite crônica, câncer de estômago e doença reumática estavam similarmente relacionados à mortalidade infantil. A DCI esteve fortemente relacionada com mortalidade neonatal e pós-neonatal. Os autores sugerem que a alimentação deficiente no princípio da vida aumenta a suscetibilidade aos efeitos de uma dieta abundante.*

*Um outro importante fator de risco para a DCI, devendo ser precocemente identificado na infância, é o genético. As crianças com familiares diretos com coronariopatias abaixo de 55 anos têm maior probabilidade de apresentar DCI. Em estudo realizado no Instituto do Coração do Hospital das Clínicas (FMUSP) com 1.396 filhos e irmãos de coronariopatas jovens, submetidos à cirurgia de revascularização miocárdica, foram observados nesse grupo desvios do perfil lipídico e obesidade em maior número que na população em geral. O Consenso Brasileiro sobre Dislipidemias recomenda que toda criança cujos pais ou avós tenham apresentado coronariopatia antes dos 55 anos ou que apresentem níveis de colesterol plasmático acima de 240mg/dL deva ser investigada em relação ao seu perfil lipídico e a outros fatores de risco.*

*O tabagismo é considerado o principal fator de risco prevenível para a DCI. Os americanos atribuem ao fumo à causa de 20% das mais de 500.000 mortes anuais por DCI. Os malefícios do fumo na infância se iniciam antes do nascimento, com o retardo do crescimento intraútero (baixo peso ao nascer) e a possibilidade de DCI na vida adulta, quando a gestação é acompanhada por tabagismo materno. Segue-se o tabagismo passivo, pois, além dos transtornos que, comprovadamente, ele ocasiona ao aparelho respiratório na infância e com repercussões na vida adulta, parece estender seus efeitos ao surgimento da DCI e do câncer no adulto. São reconhecidas, hoje, mais de 4.000 substâncias no cigarro, incluindo algumas farmacologicamente ativas, mutagênicas, cancerígenas e antigênicas.*

*Apenas nos Estados Unidos, mais de 1 milhão de crianças e adolescentes por ano começam a fumar. O hábito do tabagismo, comprovadamente, se inicia na infância. Dessa forma, a sua prevenção primária não poderia ser iniciada em outra faixa etária senão na infantil. Em primeiro lugar, vem a prevenção, dando-se o exemplo dentro de casa. Mães que têm o hábito de fumar durante a infância de seus filhos, quando comparadas às não fumantes, aumentam em 100% as chances de seus filhos se tornarem adultos fumantes. Seguem-se os programas educacionais, a serem desenvolvidos nas escolas e nas comunidades, sobre os efeitos maléficos do fumo à saúde. Esses programas devem ter início na idade escolar e continuar até o término da adolescência. Acrescente-se ainda que o início do hábito de*

***fumar para as crianças e adolescentes pode ser um primeiro passo para o consumo de drogas.***

***Levando-se em consideração todas as evidências descritas até então, de que a doença cardiovascular se inicia na criança e que seus fatores de risco já se fazem presentes ou se desenvolvem na infância, é provável que práticas eficazes de intervenção nessa faixa etária possam reduzir significativamente o risco de doença cardiovascular na vida adulta. O médico de crianças assumiria assim um papel fundamental no exercício da cardiologia preventiva."***

Esse texto inicial corresponde ao capítulo Doença Cardíaca Isquêmica do livro *Doenças do Adulto com Raízes na Infância*[1] publicado em 1998 e pioneiro no Brasil sobre o assunto. O capítulo, originalmente redigido pelos professores Fernando Figueira e João Guilherme Bezerra Alves, expõe o impacto da DCI no adulto e as evidências, mais atuais do que nunca, de que fatores de risco na vida intrauterina e no primeiro ano de vida podem contribuir para o seu surgimento mais adiante. O objetivo do presente capítulo é realizar uma revisão das novas evidências sobre o tema surgidas desde então.

## IMPACTO EPIDEMIOLÓGICO DA DCI

Os últimos dados disponíveis da Organização Mundial da Saúde (OMS) revelam taxas de mortalidade idade-padronizadas total em 2002 maiores no Brasil em comparação com os países desenvolvidos, tais como Canadá e Estados Unidos. No Brasil, são muito superiores não só as taxas de mortalidade geral idade-padronizadas (945,8/100.000 habitantes *vs.* 445,1 e 543,5, respectivamente) e por doenças infecto-parasitárias (57,3/100.000 *vs.* 7,3 e 16,0, respectivamente), como também as taxas de mortalidade por doenças do aparelho respiratório (76,8/100.000 *vs.* 25,0 e 38,6, respectivamente) e do aparelho cardiovascular (340,6/100.000 *vs.* 140,5 e 187,8, respectivamente), denotando assim o impacto da nossa "carga dupla" de doenças.[2]

Dados de 2004 mostraram que a mortalidade global em todas as idades foi liderada pelas doenças cardiovasculares, seguidas das infectoparasitárias. A DCI foi a causa líder de morte no mundo e permanece entre o primeiro e o segundo lugares, quando se agrupam as nações em baixa, média e alta rendas. Projeções da OMS para 2030 indicam que o envelhecimento populacional em países de baixa e média rendas irá resultar em significante aumento da mortalidade total e da mortalidade cardiovascular, que passará de 17 milhões para 23,4 milhões no mundo. No geral, as condições não transmissíveis contribuirão com até 3/4 de todas as mortes, e a DCI continuará liderando entre as quatro causas.[3]

A emergência das doenças cardiovasculares como as grandes vilãs no padrão de morbimortalidade da população mundial gerou, no decorrer do último século, uma corrida da comunidade científica em busca do melhor entendimento epidemiológico e etiopatogênico da aterosclerose, sua principal base patológica. Em meio à multiplicidade de estudos surgiram as primeiras observações de lesões ateroscleróticas em crianças e adultos jovens, suscitando assim o interesse por uma nova e desafiadora linha de pesquisas nesse campo.

## ATEROSCLEROSE E FATORES DE RISCO CARDIOVASCULARES NA INFÂNCIA

Em retrospecto, a aterosclerose não é uma doença da era pós-moderna, tampouco da era moderna. A lesão aterosclerótica já existia nos povos da Antiguidade, tendo sido encontrada em múmias,[4] e provavelmente já existia nos nossos ancestrais hominídeos, desde que é descrita em primatas de vida livre.[5] Desde o início do século XIX a aterosclerose tem sido um achado dos estudos de autópsias, inclusive nas artérias aortas e coronarianas de adultos jovens e crianças, tão precocemente quanto nos primeiros anos da vida, devendo-se grifar como grande estudo pioneiro o International Atherosclerosis Project (1960 a 1964).[6] Outros estudos surgiram nas décadas de 70 e 80, até que na de 90 foram publicados os achados do Pathobiological Determinants of Atherosclerosis in Youth (PDAY), que corroborou os estudos precedentes.[7,8] Mais recentemente surge a descrição de lesões pré-ateroscleróticas em fetos e recém-nascidos com uma possível associação com o tabagismo materno e com a Síndrome da Morte Súbita da Infância.[9,10]

O *International Atherosclerosis Project* envolveu 14 países, entre os quais EUA, Chile, Colômbia, Porto Rico, Costa Rica, Brasil, Guatemala e África do Sul, realizou 4.737 autópsias entre 10 e 39 anos de idade e observou que a sequência do depósito de gordura ocorreu da seguinte forma: a aorta foi a primeira envolvida, começando na infância, com a formação de estrias gordurosas, atingindo o pico durante a puberdade. Nas coronárias, a formação de estrias gordurosas se iniciou na puberdade e aumentou significativamente, inclusive com evolução para placas fibrosas, na terceira década de vida. O acometimento das carótidas foi simultâneo ao da aorta, enquanto o das cerebrais coincidiu com o comprometimento das coronárias.[6,11]

Hoje, sabe-se que a aterosclerose surge como uma lesão inicial reversível na forma de estrias gordurosas (aglomerado de macrófagos espumosos) na camada íntima das artérias de crianças quase que universalmente, evoluindo em algumas pessoas para as lesões irreversíveis, ateroma e fibroateroma (placa fibrosa) em poucas décadas, ou seja, muitas vezes já no adolescente e no adulto jovem.[6,12] Diante disso é natural que as atenções se voltem para a ocorrência dos convencionais fatores de risco cardiovasculares na infância. Esses seriam obesidade, obesidade central, hipertensão arterial, colesterol HDL baixo, colesterol não HDL alto, hipertrigliceridemia, resistência a insulina, diabetes, ou uma combinação de alguns desses fatores sob a forma de critérios (obesidade central, colesterol não HDL alto, hipertrigliceridemia, hiperglicemia, hipertensão arterial), o que se convencionou chamar de síndrome metabólica.

Os critérios para a síndrome metabólica, bem definidos para adultos, têm seu reconhecimento complicado na infância e adolescência, desde que os parâmetros antropométricos e suas relações (circunferência abdominal, peso, estatura, índice de massa corpórea [IMC]) estão em constante mudança durante o processo de crescimento. Do mesmo modo, o processo de crescimento/desenvolvimento, em especial na puberdade, afeta a distribuição da gordura corporal, a pressão arterial, o perfil lipídico e a tolerância à glicose. Ainda assim, a comunidade científica tenta padronizar esses critérios para que sejam uma ferramenta útil na prática clínica (Quadro 5-1).[13,14]

A prevalência de síndrome metabólica na infância e adolescência pode variar de menos de 5% no geral a quase 50% nas crianças gravemente obesas, com diferenças entre os sexos e os grupos étnicos ainda controversas e não definidas.[14] Por exemplo, o Third National Health and Nutrition Examination Survey (NHANES III, 1988-1994) encontrou uma prevalência geral de 4,2% de síndrome metabólica entre adolescentes (12 a 19 anos), 6,1% nos do sexo masculino e 2,1% nos do sexo feminino; 28,7% naqueles com sobrepeso (IMC ≥ 95º percentil) comparados a 6,8% naqueles sob risco de sobrepeso (IMC = 85º-95º percentil) e a 0,1% naqueles com IMC normal.[15] Um estudo brasileiro em 109 crianças e adolescentes com história familiar de doença cardíaca isquêmica precoce verificou dislipidemia em 38,5% e excesso de peso

**Quadro 5-1** Critérios para síndrome metabólica em crianças*

| Critérios | Valores de referência |
|---|---|
| Obesidade abdominal (circunferência abdominal em cm) | > 75º ou ≥ 90º percentil |
| Triglicerídeos altos | ≥ 110 mg/dL |
| HDL-colesterol baixo | ≤ 40 mg/dL |
| Glicemia de jejum alta | ≥ 110 mg/dL |
| Pressão sanguínea alta | ≥ 90º percentil |

* Presença de três ou mais critérios define síndrome metabólica; alguns incluem também a insulinemia de jejum como mais um critério, e outros substituem a circunferência abdominal pelo IMC ≥ 85º percentil.
*Fonte:* Steinberger J *et al.* Progress and Challenges in Metabolic Syndrome in Children and Adolescents: A Scientific Statement From the American Heart Association Atherosclerosis, Hypertension, and Obesity in the Young Committee of the Council on Cardiovascular Disease in the Young; Council on Cardiovascular Nursing; and Council on Nutrition, Physical Activity, and Metabolism. *Circulation*, 2009; *119*: 628-47.

(obesidade e sobrepeso) em 25,7% dos casos, com 57,1% desses apresentando valores anormais de lipídeos; esse exemplo nacional pode ser um indicativo de que excesso de peso, obesidade e risco cardiovascular futuro coexistem também em crianças da nossa população.[16]

A correlação entre os diversos componentes da síndrome metabólica também tem sido observada na infância e adolescência por vários outros pesquisadores,[14,17,18,19] assim como a presença desses fatores na infância pode predizer a ocorrência de síndrome de resistência à insulina e de síndrome metabólica, ou seja, de risco cardiovascular na vida adulta.[17,20]

A despeito de os fatores de risco tradicionais para DCI (dislipidemia, obesidade, sedentarismo, hipertensão, tabagismo e diabetes) serem fortemente associados às lesões arteriais ateroscleróticas em adultos, as evidências em crianças, adolescentes e adultos jovens ainda se estão acumulando. Há indícios de que a presença desses fatores na infância e adolescência também prediz a ocorrência de dano arterial e de doença cardiovascular a longo prazo. Vários estudos de base populacional têm caminhado para respostas nesse sentido. Desses, têm posição de destaque e permearão a discussão o Bogalusa Heart Study/1986,[19,21,22,23] o PDAY,[11,12] o Cardiovascular Risk in Young Finns Study,[24,25] os Midspan Studies e inúmeras outras coortes britânicas.[26-29]

Uma avaliação de 93 autópsias de crianças e adultos jovens (2 a 39 anos) do *Bogalusa Heart Study* encontrou associação entre as estrias gordurosas e as placas fibrosas tanto em topografia de aorta, como coronárias. Observou também forte associação entre o relato *antemortem* de fatores de risco cardiovasculares agrupados (IMC, pressão arterial [PA], colesterol total e suas frações, triglicerídeos) com a extensão de lesões ateroscleróticas iniciais e estabelecidas, assim como correlação positiva significante de idade e número de fatores de risco com a extensão da aterosclerose.[22]

No PDAY, o exame de quase 3.000 autópsias de adolescentes e adultos jovens encontrou associação positiva das estrias gordurosas, das lesões intermediárias e das placas ateroscleróticas em coronárias e aorta abdominal com colesterol não HDL, obesidade (apenas em homens), intolerância à glicose e hipertensão (apenas para as lesões estabelecidas), e associação negativa com colesterol-HDL; o tabagismo se mostrou positivamente associado às lesões em aorta abdominal.[11,12]

Tanto o Bogalusa Heart Study[30] quanto o Cardiovascular Risk in Young Finns Study[24] demonstraram que a presença de fatores de risco na infância está associada a espessamento médio-intimal de artérias carótidas no adulto jovem, um importante achado preditivo de eventos coronarianos clínicos a partir da meia-idade. Níveis de colesterol-LDL e IMC apresentaram associação positiva nos dois estudos, e PA sistólica e tabagismo foram positivamente associados no segundo.

Além desses fatores de risco, ditos tradicionais, estudos populacionais mostram que exposição à situação socioeconômica adversa na infância (baixa classe social, baixa renda, baixo quociente de inteligência [QI]), pode predizer a prevalência na vida adulta de fatores de risco cardiovascular (hipertensão, diabetes, obesidade geral e central, dislipidemia, inatividade física, consumo de cigarro e álcool).[31,32] Da mesma forma, estudos de base populacional, inclusive grandes coortes ao longo do século passado, mostram que a situação socioeconômica adversa na infância (baixa classe social, baixa renda, baixo QI, pobres condições de saneamento e de moradia) comporta-se como forte e independente fator de risco para morbimortalidade geral e causa específica na vida adulta, em especial por causas cardiovasculares e por alguns tipos de câncer associados a tabaco, como câncer de estômago e de pulmão.[27,33-36]

Revisão sistemática publicada sobre o assunto em 2004 incluiu 29 estudos, todos em populações dos Estados Unidos e da Europa, a maioria examinando coortes nascidas na primeira metade do século passado. A maioria encontrou associação entre condições sociais na infância e mortalidade por todas as causas, com aumentos de risco da ordem de

40% a 150%, assim como mortalidade por doença cardíaca isquêmica. Sete de 10 estudos encontraram associação com morte por DCI e quatro de seis estudos relataram associação ainda mais forte com AVE, particularmente hemorrágico. Dois estudos britânicos acharam forte influência em câncer de estômago; e, nos quatro que encontraram um efeito em câncer de pulmão, este foi atribuível à condição socioeconômica da vida adulta em três.[37]

Após essa revisão sistemática de Galobardes *et al.*, mais evidências continuam surgindo a favor da exposição precoce às circunstâncias socioeconômicas desfavoráveis como fator de risco independente para DCI fatal e não fatal, em algumas populações mais forte do que a condição socioeconômica na vida adulta. Esse efeito pode ser parcialmente mediado pela maior ocorrência de fatores de risco cardiovasculares no adulto que passou por privações na infância.[28,29,31-35,38,39,40]

Mais que um risco decorrente de exposições pontuais em determinados períodos da vida, as exposições ao longo do ciclo vital são fatores de risco que interagem entre si de forma complexa e sucessiva, matéria da qual trata a Epidemiologia do Ciclo Vital. As vias pelas quais as adversidades em fases precoces do ciclo vital afetam a saúde do indivíduo tardiamente na vida ainda não estão compreendidas. Vários são os modelos que tentam explicar essa associação, entre os quais *o modelo do período crítico*, sobre o qual a hipótese da programação fetal é desenvolvida; *o modelo do período sensível*, quando a exposição teria um efeito a longo prazo mais forte em comparação com outros períodos, tendo-se como exemplos a exposição ao vírus da hepatite B e o risco câncer de fígado; e o *modelo do efeito cumulativo*. Este último parece adequar-se mais ao impacto das condições socioeconômicas na saúde no curso da vida, podendo ocorrer devido a exposições agrupadas (baixo peso, pobre dieta durante a infância, infecções) ou a exposições em cadeia, quando um risco leva a outro em fases sucessivas da vida.[37,41]

Provavelmente, os efeitos tardios das exposições durante o ciclo vital na morbimortalidade geral e causa específica atuam por meio de fatores biológicos (estado nutricional, medidas antropométricas, ruptura da homeostase metabólica, infecções múltiplas, repetidas ou crônicas, estado inflamatório crônico) e sociais (padrão dietético, quociente intelectual, oportunidade educacional, tipo de moradia, de saneamento e de trabalho), desenhando um modelo causal que não poderia ser explicado por nenhum dos modelos simplistas já delineados, atuando não de maneira pontual, mas de uma forma complexa ao longo do ciclo vital pré e pós-natal. Evidência suficiente já existe para citar a DCI como um exemplo emblemático dessa matéria teórica.

## PERÍODO PERINATAL E RISCO CARDIOVASCULAR

A hipótese da programação fetal é um dos exemplos de interações causais complexas no ciclo vital que tenta ligar exposições num período crítico a doenças crônicas no adulto, tais como doenças cardiovasculares e doença pulmonar obstrutiva crônica. As hipóteses explicativas são: exposição intraútero à subnutrição ou a glicocorticoides/estresse materno, toxinas e fármacos; simples herança genética para ambos, baixo peso e risco cardiovascular; uma combinação dessas hipóteses; e adicionalmente uma possibilidade da transmissão transgeracional, genética ou não, do padrão de morbimortalidade. Se o peso ao nascer pode ser transmitido de mãe para a filha, por mecanismo genômico ou não, e o baixo peso é um fator de risco cardiovascular, isso por sua vez delinearia um modelo de transmissão intergeracional da programação fetal.[42]

Após o pioneirismo de Barker[43] nessa linha surgiram mais evidências a favor da teoria da origem fetal dos desfechos cardiovasculares, levando a sua larga aceitação nos dias de hoje.

Revisão não sistemática publicada em 2004 aponta uma série de estudos que encontraram associação de peso ao nascer dos pais e avós com o peso ao nascer dos descendentes, com aparente padrão de transmissão materna e com indícios de que os fatores ambientais têm o seu papel. Há relação entre risco cardiovascular dos pais e baixo peso ao nascer, assim como associação inversa entre peso ao nascer e pressão arterial (PA) futura e entre a PA da mãe e o peso ao nascer do descendente. Essa associação com a PA do pai foi encontrada de maneira mais fraca. Alguns estudos demonstraram também maior risco de desenvolver diabetes *mellitus* entre mulheres que nasceram com baixo peso, e, desde que diabetes na gestação predispõe a macrossomia, alguns encontraram uma relação em forma de U entre risco de a mulher desenvolver diabetes gestacional e o seu próprio peso ao nascer. Além desses fatores influenciando o crescimento intrauterino, estudos encontraram ainda o padrão socioeconômico, o estado nutricional da mãe e a superexposição a glicocorticoides durante a gestação como possíveis agentes causais. Este último tem sido implicado, em modelos animais e humanos, no baixo peso ao nascer e no risco tardio de hipertensão. Há um possível mecanismo bioquímico, a enzima placentária (11β-hidroxiesteroide-desidrogenase tipo 2) que degrada os glicocorticoides a produtos inativos tem a sua expressão reduzida quando há retardo no crescimento intrauterino.[42]

Os efeitos a longo prazo da programação fetal seriam explicados por alterações fisiológicas que preparariam o feto para o ambiente extrauterino adverso, ou seja, esses mecanismos já sugeridos transmitiriam informações do ambiente extrauterino da mãe para o feto, e assim resultariam no "genótipo/fenótipo econômico". Com a melhora brusca do aporte nutricional a esses fetos "programados" há um aumento do risco de obesidade e consequentemente de diabetes e hipertensão. Melhorias socioeconômicas mais lentas e duradouras poderiam, por sua vez, ter efeitos benéficos de redução desses fatores de risco cardiovasculares, uma vez que surgiriam gerações de fetos "não programados" devido a melhor nutrição intrauterina.[42]

Estudos da coorte de nascidos em Helsinque – Finlândia, entre 1934 e 1944, encontraram aumento de risco de eventos coronarianos fatais e não fatais entre aqueles com menor peso ao nascer e ganho lento de peso até os 2 anos, seguido de crescimento rápido até os 11 anos; baixo IMC aos 2 anos com aumento entre 2 e 11 anos também foi associado a níveis mais altos de insulinemia de jejum.[44] Em outra análise, esse mesmo padrão de crescimento caracterizou um subgrupo da coorte de hipertensos pré-diagnosticados, obesos e insulinorresistentes; enquanto outro grupo de hipertensos recém-diagnosticados aos 62 anos em média foi caracterizado por sobrepeso e perfil lipídico aterogênico, com antecedentes de menor peso ao nascer e crescimento lento continuado até os 11 anos.[45] Por seu turno, esse segundo padrão de crescimento, assim como diâmetro conjugado externo da pelve materna pequeno (≤ 18 cm), foram associados a maior risco de AVE fatal e não fatal.[46]

Dados de coorte britânica de 1958 (National Child Development Study) mostraram que o peso ao nascer de descendentes foi inversamente associado à mortalidade por todas as causas e à mortalidade cardiovascular (doença arterial coronariana e AVE) de ambos os pais, de maneira mais forte para as mães. Também houve associação fraca com mortalidade por câncer de estômago, morte violenta e desfechos relacionados com álcool e cigarro. Quando os dados foram analisados em forma de metanálise juntamente com mais seis estudos, o efeito na mortalidade cardiovascular se acentuou.[47]

Uma coorte britânica da década de 70, parte de um grupo de estudo conhecido como Midspan Studies, acompanhou milhares de trabalhadores e encontrou maior mortalidade cardiovascular quando os descendentes tinham menor peso ao nascer, porém esse estudo foi marcado por perdas de mais da metade de seus participantes e com disparidade entre os gêneros, representados principalmente pelo masculino.[48]

Numa análise retrospectiva da coorte do Bogalusa Heart Study entre 1973 e 1996, o baixo peso ao nascer se comportou como variável preditora independente e adversa das tendências de pressão sistólica, triglicerídeos e glicose, da infância à adolescência.[49]

Estudos nacionais derivados da coorte de Pelotas/RS de 1982 encontraram uma associação inversa entre peso ao nascer e pressão sistólica aos 15 anos, particularmente quando houve ganho rápido de peso (*catch up*) tanto precoce como tardio, enquanto o peso contemporâneo foi diretamente associado à pressão sistólica.[50] Os participantes masculinos dessa mesma coorte foram reexaminados aos 18 anos, encontrando-se associação positiva de peso ao nascer e ganho de peso no primeiro ano de vida com estatura atingida, ao passo que associação negativa com peso, IMC e índice massa gorda/magra.[51] Aos 22 e 23 anos não se encontrou associação de peso ao nascer e aleitamento materno com a glicemia capilar ao acaso nessa coorte.[52] Resultados da monitorização da mortalidade da coorte até 2006 não encontraram associação entre peso ao nascer e taxas de mortalidade do adolescente ou adulto jovem, cujas mortes foram por causas externas em 2/3 dos casos.[53] Aguardam-se os resultados da mortalidade mais tardia, relacionada com as doenças crônico-degenerativas.

## PREVENÇÃO PRIMÁRIA E *SCREENING* NA INFÂNCIA

A presença de um fator de risco cardiovascular na criança pode predizer a presença de outros ou mesmo da síndrome metabólica (Quadro 5-1). Portanto, o achado de um dos fatores de risco cardiovascular deve levar à investigação dos outros fatores. O sobrepeso é uma das principais chaves para se reconhecer uma criança de risco. Toda criança deve ser investigada anualmente para sobrepeso, e o IMC é a medida mais útil, cujas curvas atualizadas são disponibilizadas pelo CDC (http://www.cdc.gov/

nchs/about/major/nhanes/growthcharts/ clinical_charts.htm) e pela OMS (http://nutricao.saude.gov.br/sisvan.php?conteudo= curvas_cresc_oms). As da OMS são as preconizadas pelo Ministério da Saúde do Brasil.[14]

Em consonância com a American Academy of Pediatrics (AAP), com o National High Blood Pressure Program (NHBPP) e com a American Heart Association (AHA), a Sociedade Brasileira de Pediatria (SBP) orienta a dosagem de glicemia de jejum e perfil lipídico em toda criança com sobrepeso, assim como investigação bienal com glicemia de jejum para crianças que tenham sobrepeso ou risco de sobrepeso (IMC $\geq$ 85º percentil) e tenham no mínimo dois dos seguintes fatores de risco: história familiar de diabetes tipo 2 em parentes de 1º e 2º grau, sinais ou condições associadas à resistência à insulina (acantose nigricans, hipertensão arterial [HA], dislipidemia, síndrome do ovário policístico), a partir dos 10 anos ou a partir da puberdade. A SBP orienta ainda a aferição da PA em toda consulta pediátrica a partir dos 3 anos de idade com manguito adequado (2/3 do comprimento e 80%-100% da circunferência do braço).[54]

A AAP e a AHA recomendam também a insulinemia de jejum para as crianças com risco de sobrepeso e com mais dois fatores de risco. A insulinemia de jejum deve ser considerada também nas meninas que exibem puberdade precoce. Adicionalmente, a AHA indica que todas as crianças com sobrepeso e pré-hipertensão e todas com hipertensão devem ser testadas com glicemia de jejum e perfil lipídico, e a NHBPP orienta que aquelas com história familiar de doença cardiovascular precoce ou pais com dislipidemia devem ter o perfil lipídico dosado.[14]

Com base nos conhecimentos da fisiopatogenia da aterogênese e dos possíveis fatores de risco cardiovascular que a criança já pode carrear na primeira infância ou que podem ser adquiridos precocemente, tais como antecedentes familiares, hábitos de vida, obesidade e sedentarismo, a DCI deve ser reconhecida como uma doença inicialmente pediátrica.[1,55] Consequentemente, esse período da vida deve ser encarado como a mais nova linha de frente contra os desfechos cardiovasculares e quando finalmente o princípio da prevenção primária poderá ser aplicado de maneira realmente efetiva.

## REFERÊNCIAS BIBLIOGRÁFICAS

1. Alves JGB, Figueira F. Doenças do Adulto com Raízes na Infância. Edições Bagaço: Recife, 1998.

2. World Health Organization [WHO]. The Global Burden of Disease/2002. OMS: 2002. Disponível em: http://www.who.int/healthinfo/global_burden_disease/en/index.html [acessado em 19/4/09]
3. World Health Organization [WHO]. The Global Burden of Disease/2004. OMS: 2004. Disponível em: http://www.who.int/healthinfo/global_burden_disease/en/index.html [acessado em 19/4/09]
4. Suy R. The varying morphology and aetiology of arterial aneurysms. A historical review. *Acta Angiol*, 2006; *12* (1): 1-6.
5. McGill HC Jr, Strong JP, Holman RL, Werthessen NT. Arterial lesions in the Kenya baboon. *Circ Res*, 1960; *8*: 670-9.
6. Françoso LA, Coates V. Evidências anatomopatológicas do início da aterosclerose na infância e adolescência. *Arq Bras Cardiol*, 2002; *78* (1): 131-6.
7. Lesauskaitè V, Stalioraitytè E, Tanganelli P, Epistolato MC. Pathobiological determinants of atherosclerosis in youths: data from a macromorphometric and histomorphometric investigation of the aorta and coronary arteries. *Medicina (Kaunas)* 2004; *40* (7): 136-7.
8. Strong JP, Malcom GT, McMahan CA *et al.* Prevalence and extent of atherosclerosis in adolescents and young adults: implications for prevention from the pathobiological determinants of atherosclerosis in Youth Study. *JAMA*, 1999; *281*(8): 727-35.
9. Mtsac JM, Grana DR, Pérez R, Navari C, Azzato F. Early atherosclerotic lesions in Sudden Infant Death Syndrome. *Rev Argent Cardiol*, 2008; *76*: 100-5.
10. McGill Jr HC, McMahan CA, Zieske AW *et al.* Associations of coronary heart disease risk factors with the intermediate lesion of atherosclerosis in youth. *Arterioscler Thromb Vasc Biol*, 2000; *20*: 1998-2004.
11. Milei J, Ottaviani G, Lavezzi AM, Grana DR, Stella I, Matturri L. Perinatal and infant early atherosclerotic coronary lesions. *Can J Cardiol*, 2008; *24*(2): 137-41.
12. McGill Jr HC, McMahan CA, Herderick EE, Malcom GT, Tracy RE, Strong JP. Origin of atherosclerosis in childhood and adolescence. *Am J Clin Nutr*, 2000; *72 (suppl)*: 1.307S-15S.
13. Santos FL, Santos CCL. Doença cardíaca isquêmica – Início na infância. *In:* Alves JGB & Carneiro-Sampaio M (eds.) Prevenção de Doenças do Adulto na Infância. Rio de Janeiro: Medbook Editora Científica, 2007: 59-75.
14. Jessup A & Harrell JS. The metabolic syndrome: look for it in children and adolescents, too! *Clinical Diabetes*, 2005; *23* (1): 26-32.
15. Cook S, Weitzman M, Auinger P, Nguyen M, Dietz WH. Prevalence of a metabolic syndrome phenotype in adolescents. Findings from the Third National Health and Nutrition Examination Survey, 1988-1994. *Arch Pediatr Adolesc Med*, 2003; *157*: 821-7.
16. Romaldini CC, Issler H, Cardoso AL, Diament J, Forti N. Fatores de risco para aterosclerose em crianças e adolescentes com história familiar de doença arterial coronariana prematura. *Jornal de Pediatria*, 2004; *80* (2): 135-40.

17. Reaven PD, Ottir TT, Brennan J, Nader PR. Cardiovascular risk factors associated with insulin resistance in children persist in to late adolescence. *Diabetes Care*, 2005, *28* (1): 148-50.
18. Lurbe E, Torro I, Aguilar F, Alvarez J, Alcon J, Pascual JM, Redon J. Added impact of obesity and insulin resistance in nocturnal blood pressure elevation in children and adolescents. *Hypertension*, 2008; *51*: 635-41.
19. Tershakovec AM, Jawad AF, Stouffer NO, Elkasabany A, Srinivasan SR, Berenson GS. Persistent hypercholesterolemia is associated with the development of obesity among girls: the Bogalusa Heart Study. *Am J Clin Nutr*, 2002; *76*: 730-5.
20. Morrison JA, Friedman LA, Gray-McGuire C. Metabolic Syndrome in Childhood Predicts Adult Cardiovascular Disease 25 Years Later: The Princeton Lipid Research Clinics Follow-up Study. *Pediatrics*, 2007; *120* (2): 340-5.
21. Berenson GS, Wattigney WA, Tracy RE *et al.* Atherosclerosis of the aorta and coronary arteries and cardiovascular risk factors in persons aged 6 to 30 years and studied at necropsy (The Bogalusa Heart Study). *Am J Cardiol*, 1992; *70*: 851-8.
22. Berenson GS, Srinivasan SR, Bao W, NewmanilI WP, Tracy RE, Wattigney WA. Multiple cardiovascular risk factors and atherosclerosis in children and young adults. *N Engl J Med*, 1998; *338*: 1.650-6.
23. Bao W, Srinivasan SR, Berenson GS. Persistent elevation of plasma insulin levels is associated with increased cardiovascular risk in children and young adults: The Bogalusa Heart Study. *Circulation*, 1996; *93*: 54-9.
24. Raitakari OT, Juonala M, Kähönen M *et al.* Cardiovascular risk factors in childhood and carotid artery intima-media thickness in adulthood: the Cardiovascular Risk in Young Finns Study. *JAMA*, 2003; *290* (17): 2.277-83.
25. Viikari JSA, Juonala M, Raitakari OT. Trends in cardiovascular risk factor levels in Finnish children and young adults from the 1970s: the Cardiovascular Risk in Young Finns Study. *Exp Clin Cardiol*, 2006; *11* (2): 83-8.
26. Gunnell DJ, Frankel SJ, Kiran Nanchahal, Peters TJ, Smith GD. Childhood obesity and adult cardiovascular mortality: a 57-y follow-up study based on the Boyd Orr cohort. *Am J Clin Nutr*, 1998; *67*: 1111-8.
27. Hart CL, Taylor MD, Smith GD *et al.* Childhood IQ, social class, deprivation, and their relationships with mortality and morbidity risk in later life: prospective observational study linking the Scottish Mental Survey 1932 and the Midspan Studies. *Psychosomatic Medicine*, 2003; *65*: 877-83.
28. Lawlor DA, Smith GD, Ebrahim S. Association between childhood socioeconomic status and coronary heart disease risk among postmenopausal women: findings from the British Women's Heart and Health Study. *Am J Public Health*, 2004; *94*: 1.386-92.
29. Ebrahim S, Montaner D, Lawlor DA. Clustering of risk factors and social class in childhood and adulthood in British Women's Heart and Health Study: cross sectional analysis. *BMJ*, 2004; *328*: 861-4.

30. Li S, Chen W, Srinivasan SR *et al.* Childhood cardiovascular risk factors and carotid vascular changes in adulthood: the Bogalusa Heart Study. *JAMA*, 2003; *290* (17): 2.271-6.
31. Regidor E, Banegas JR, Gutiérrez-Fisac JL, Dominguez V, Rodríguez-Artalejo F. Socioeconomic position in childhood and cardiovascular risk factors in older Spanish people. *International Journal of Epidemiology*, 2004; *33*: 723-30.
32. Melchior M, Moffitt TE, Milne BJ, Poulton R, Caspi A. Why do children from socioeconomically disadvantaged families suffer from poor health when they reach adulthood? A life-course study. *Am J Epidemiol*, 2007; *166*: 966-74.
33. Beebe-Dimmer J, Lynch JW, Turrell G, Lustgarten S, Raghunathan T, and Kaplan GA. Childhood and adult socioeconomic conditions and 31-year mortality risk in women. *Am J Epidemiol*, 2004; *159*: 481-90.
34. Lawlor DA, Ronalds G, Macintyre S, Clark H, Leon DA. Family socioeconomic position at birth and future cardiovascular disease risk: findings from the Aberdeen Children of the 1950s cohort study. *Am J Public Health*, 2006; *96*: 1.271-7.
35. Power C, Hyppönen E, Smith, GD. Socioeconomic position in childhood and early adult life and risk of mortality: a prospective study of the mothers of the 1958 British Birth Cohort. *Am J Public Health*, 2005; *95*: 1.396-1.402.
36. Næss O, Claussen B, Thelle DS, Smith GD. Cumulative deprivation and cause specific mortality. A census based study of life course influences over three decades. *Journal of Epidemiology and Community Health*, 2004; *58*: 599-603.
37. Galobardes B, Lynch JW, Smith GD. Childhood socioeconomic circumstances and cause-specific mortality in adulthood: systematic review and interpretation. *Epidemiol Rev*, 2004; *26*: 7-21.
38. Hemmingsson T, Lundberg I. How far are socioeconomic differences in coronary heart disease hospitalization, all-cause mortality and cardiovascular mortality among adult Swedish males attributable to negative childhood circumstances and behaviour in adolescence? *International Journal of Epidemiology*, 2005; *34*: 260-7.
39. Ramsay SE, Whincup PH, Morris RW, Lennon LT, Wannamethee SG. Are childhood socio-economic circumstances related to coronary heart disease risk? Findings from a population-based study of older men. *International Journal of Epidemiology*, 2007; *36*: 560-6.
40. Schooling CM, Jiang CQ, Lam TH, Zhang WS, Cheng KK, Leung GM. Life-course origins of social inequalities in metabolic risk in the population of a developing country. *Am J Epidemiol*, 2008; *167*: 419-28.
41. Næss O. Social and biological pathways in childhood and consequent adult mortality risk: a review of evidence and some research implications. *Norsk Epidemiologi*, 2005; *15* (1): 85-90.
42. Drake AJ, Walker BR. The intergenerational effects of fetal programming: non-genomic mechanisms for the inheritance of low birth weight and cardiovascular risk. *Journal of Endocrinology*, 2004; *180*: 1-16.

43. Barker DJP. Fetal nutrition and cardiovascular disease in later life. *British Medical Bulletin*, 1997; *53* (1): 96-108.
44. Barker DJP, Osmond C, Forsén TJ, Kajantie E, Eriksson JG. Trajectories of growth among children who have coronary events as adults. *N Engl J Med*, 2005; *353*: 1.802-9.
45. Eriksson JG, Forsén TJ, Kajantie E, Osmond C, Barker DJP. Childhood growth and hypertension in later life. *Hypertension*, 2007; *49*:1.415-21.
46. Osmond C, Kajantie E, Forsén TJ, Eriksson JG, Barker DJP. Infant growth and stroke in adult life: the Helsinki Birth Cohort Study. *Stroke*, 2007; *38*: 264-70.
47. Smith GD, Hypponen E, Power C, Lawlor DA. Offspring birth weight and parental mortality: prospective observational study and meta-analysis. *Am J Epidemiol*, 2007; *166*: 160-9.
48. Hart CL, MacKinnon PL, Graham Watt GCM *et al.* The Midspan Studies. *International Journal of Epidemiology*, 2005; *34*: 28-34.
49. Frontini MG, Srinivasan SR, Xu J, Berenson GS. Low birth weight and longitudinal trends of cardiovascular risk factor variables from childhood to adolescence: the Bogalusa Heart Study. *BMC Pediatrics*, 2004; *4*: 22.
50. Horta BL, Barros FC, Victora CG, Cole TJ. Early and late growth and blood pressure in adolescence. *J Epidemiol Community Health*, 2003; *57*: 226-30.
51. Victora CG, Sibbritt D, Horta BL, Lima RC, ScD TC, Wells J. Weight gain in childhood and body composition at 18 years of age in Brazilian males. *Acta Pædiatrica*, 2007; *96*: 296-300.
52. Horta BL, Gigante DP, Victora CG, Barros FC, Oliveira I, Silveira V. Determinantes precoces da glicemia casual em adultos da coorte de nascimentos de 1982, Pelotas, RS. *Rev Saúde Pública*, 2008; *42* (Suppl. 2): 93-100.
53. Horta BL, Gigante DP, Candiota JS, Barros FC, Victora CG. Monitorização da mortalidade na coorte de nascimentos de 1982 a 2006, Pelotas, RS. *Rev Saúde Pública*, 2008; *42*(Suppl. 2): 108-14.
54. Alves JGB. Aterosclerose – uma doença pediátrica. *In:* Alves JGB & Carneiro-Sampaio M (eds.). Prevenção de Doenças do Adulto na Infância. Rio de Janeiro: Medbook Editora Científica, 2007: 47-58.
55. Sociedade Brasileira de Pediatria [SBP]. Manual Prático de Atendimento em Ambulatório e Consultório de Pediatria. SBP: 2006. Disponível em: http://www.sbp.com.br/show_item2.cfm?id_categoria=24&id_ =2337&ti po_detalhe=s [acessado em 19/4/09]

CAPÍTULO 6

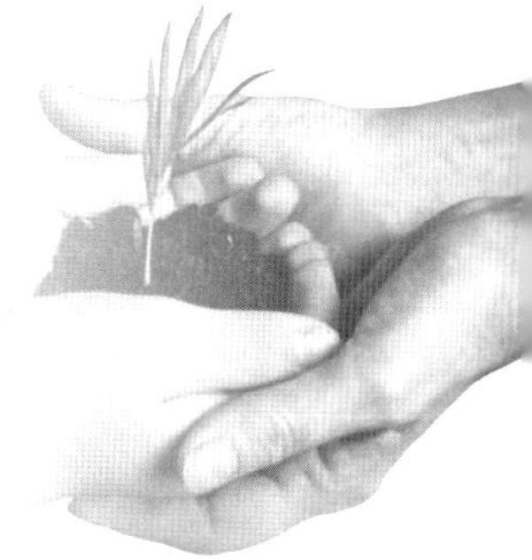

# Hipertensão Arterial

José Pacheco Ribeiro Neto

## INTRODUÇÃO

A hipertensão arterial (HA) constitui um problema de saúde pública no mundo, atingindo cerca de um bilhão de pessoas. Nos Estados Unidos ela acomete mais de 60 milhões de norte-americanos. Atinge mais a população negra do que os caucasianos (25% *vs.* 15%) e é mais comum no homem até os 50 anos de idade, aumentando com a idade. Hoje já se sabe que ela tem início na infância. No Brasil, atinge mais de 30 milhões de pessoas, das quais 50% nem sabem que são hipertensas. A HA é um risco bem conhecido para a doença cardíaca isquêmica (DCI) e para a doença vascular cerebral (DVC), e segundo relatos da Organização Mundial de Saúde (OMS) representa um dos principais fatores de morbimortalidade no mundo.

A HA na infância era estudada praticamente nas suas formas secundárias, ou seja, decorrentes basicamente de afecções renais, cardíacas ou endócrinas, formas essas que são facilmente reconhecidas na prática médica diária, pois essas crianças apresentam níveis tensoriais bem elevados e um cortejo sintomático bastante exuberante. Entretanto, estudos recentes, epidemiológicos e clínicos, têm mostrado que, já na infância, a HA, dita essencial ou primária, é bem mais frequente do que a secundária. Ela chega a atingir 2% a 3% da população infantil no mundo, sendo esse, inclusive, o percentual também observado no Recife em estudo com escolares assintomáticos realizado por médicos do IMIP.

Como a HA essencial na infância é habitualmente assintomática, pois os níveis tensoriais se encontram apenas moderadamente elevados, mas acima do percentil 95 para a faixa etária, o seu reconhecimento só é feito quando a aferição da pressão arterial passa a ser uma rotina no atendimento de crianças. A Academia Americana de Pediatria vem recomendando aos pediatras que afiram a pressão arterial (PA) de seus pacientes ao menos uma vez por ano a partir dos 3 anos de idade. De acordo com o relato da National High Blood Pressure Education Program Coordinating Committee – Working Group on High Blood Pressure in Children and Adolescents, 2004, as crianças abaixo de 3 anos de idade devem ter também sua PA aferida nas seguintes situações: história de prematuridade, baixo peso ao nascer, complicações neonatais que necessitaram a assistência na unidade de tratamento intensivo (UTI); doenças cardíacas congênitas; infecção do trato urinário recorrente, hematúria ou proteinúria; doença renal conhecida, malformação renal; história familiar de doença renal congênita; transplante de órgão sólido; malignidade ou transplante de medula óssea; tratamento com drogas que elevam níveis pressóricos; doenças sistêmicas associadas com elevação da PA; evidência de pressão intracraniana elevada.

A HA, quando identificada na infância, é mais facilmente controlada, habitualmente com medidas gerais e dietéticas, associadas ao controle de peso, sem a necessidade de emprego de drogas.

Além dos fatores de risco já conhecidos para a HA, como hereditariedade, obesidade, sedentarismo, estresse e elevada ingestão de sal, recentemente se vem atribuindo o retardo de crescimento intraútero como também um fator de risco para o desenvolvimento da HA. É objetivo deste capítulo rever as evidências científicas que apontam a HA como uma doença da infância.

## EVIDÊNCIAS CIENTÍFICAS

Barker *et al.* realizaram estudos epidemiológicos publicados na década de 80 mostrando evidências de uma relação inversa entre peso ao nascer e risco de doenças cardiovasculares, hipertensão e alteração da função renal na vida adulta. Estudos clínicos e um número de modelos animais têm sido usados para investigar os mecanismos envolvidos no meio intrauterino e que afetam o crescimento fetal, resultando em alterações fisiológicas e na saúde geral dos indivíduos após o nascimento. Esse processo tem sido chamado de programação perinatal.

Durante anos, estudos têm correlacionado o número de néfrons com os níveis pressóricos e a suscetibilidade para desenvolvimento de doença renal. Brenner *et al.* (1988) estão entre os primeiros pesquisadores a levantar a hipótese de que o número de néfrons influencia o aparecimento de HA. Keller *et al.* (2003), estudando uma coorte de adultos hipertensos que morreram em acidentes, em comparação aos normotensos, verificaram uma menor população de néfrons. Além disso, os néfrons entre os hipertensos se apresentavam com um volume maior, sugerindo hiperfiltração glomerular.

Law *et al.* também verificaram algumas influências maternas e fetais na PA de crianças aos 4 anos de idade. A PA de 405 crianças, nascidas e vivendo no distrito sanitário de Salisbury, esteve inversamente associada ao peso ao nascer e diretamente relacionada com o tamanho da placenta. A PA sistólica aos 4 anos aumentou em 1,2mmHg para cada diminuição de um desvio padrão na relação do perímetro craniano para o comprimento ao nascer e de 1,1mmHg para a diminuição de um desvio padrão no índex ponderal ao nascer. As mães em que as concentrações de hemoglobina caíram abaixo de 10g/L durante a gestação tiveram crianças com PA em média 2,9mmHg acima daquelas cujas mães apresentavam níveis mais elevados de hemoglobina.

Também Margetts *et al.* detectaram influências maternas sobre a pressão arterial de seus filhos. A PA de 675 crianças com idade de 1 a 9 anos, em três áreas rurais em Gâmbia, na África, estava positivamente relacionada com o seu peso ao nascer e o peso da genitora no sexto mês de gravidez. Essas relações foram independentes da idade materna, paridade, idade gestacional e peso da placenta. Nas crianças com 8 e 9 anos, entretanto, não foi observada essa relação da PA com o peso materno no sexto mês de gravidez. A HA materna aumenta o risco de hipertensão na criança, e a HA, como já bem estabelecido, é um elevado risco para DVC.

Em crianças nascidas entre 1935 e 1943 em Lancashire, Inglaterra, foram aferidas a PA de 449 homens e mulheres, de 46 a 54 anos de idade, que ainda viviam nessa cidade. Em ambos os sexos, a PA estava relacionada fortemente com o peso da placenta e o peso ao nascimento. A pressão sistólica se elevou em 15mmHg com o aumento da placenta de 0,45kg. Essas relações foram independentes do índice de massa corporal e do consumo de álcool. Essa discordância entre o tamanho do feto e o da placenta pode levar a adaptações circulatórias do feto, acarretando alterações na estrutura das artérias das crianças e provocando HA na vida adulta.

Barker & Martyn observaram uma forte associação de HA com peso de placenta. Nas pessoas com a placenta pesando acima de 680g, a taxa de hipertensos foi 3,7 vezes maior. Em outro estudo, Barker *et al.*, analisando 405 crianças de 4 anos de idade, evidenciaram essa mesma relação em homens e mulheres aos 50 anos de idade.

Em outro estudo, Barker *et al.* (1989), examinando a PA de 9.921 crianças de 10 anos de idade, encontraram a PA sistólica inversamente relacionada ao peso de nascimento. Porém, em alguns estudos, Seidman *et al.* (1991) e Siewert-Delle e Ljungman (1998) correlacionaram os níveis pressóricos com o peso ou índice de massa corpórea (IMC) adquirido e não com o peso ao nascer. Mas Huxley *et al.* (2000), num estudo de revisão sistemática de 80 estudos, concluíram que o peso ao nascimento está inversamente relacionado ao nível da pressão arterial sistólica, como também identificaram que a taxa de crescimento pós-natal poderia influenciar os níveis pressóricos. Belfort *et al.* corroboram esses achados ao identificar que aqueles que nasceram no menor quartil do escore Z para a relação peso/altura e aqueles no maior quartil dessa relação aos 6 meses de idade apresentaram os níveis pressóricos sistólicos mais elevados. Ressaltaram também a importância não somente do baixo peso ao nascer, mas a associação desse fator com o excessivo ganho de peso pós-natal.

É possível que outras variáveis, além do peso ao nascimento, tenham influência nos níveis pressóricos das crianças, adolescentes e adultos, e por isso a relação inversa entre peso ao nascimento e níveis pressóricos pós-natal não é evidente em todos os estudos.

Estudos em laboratórios têm sido úteis em desvendar como eventos durante o desenvolvimento podem resultar em hipertensão arterial pós-natal. Vehaskari e Woods (2005) e Hoy *et al.* (2005) descreveram modelos usando exposição materna a medicamentos (ex., glicocorticoides) durante a gestação ou má nutrição materna, em que essas alterações durante a gravidez poderiam resultar num adulto com hipertensão, deficiência na formação do número de néfrons e desenvolvimento de doença renal crônica.

Uma dieta multideficiente em modelos de laboratório experimentais reproduz a má nutrição em pessoas com severa privação alimentar.

O momento da gestação no qual essa deficiência nutricional se desenvolve parece influenciar mais ou menos a organogênese. Kwong *et al.* mostraram que uma dieta baixa em proteína somente durante o período de pré-implantação da gestação é o suficiente para causar mais baixo peso ao nascer e uma alterada taxa órgão/peso de nascimento e, subsequentemente, determinar PA elevada e taxas aceleradas de crescimento pós-natal em torno dos 3 meses de vida. Em embriões expostos no período de pré-implantação a um meio com baixa dieta proteica, a coleta antes da implantação deles revelou uma diminuição do número de células da camada mais interna do blastocisto nas fases iniciais assim como nas intermediais-tardias dessas células.

Animais que nascem com rins diminuídos podem recuperar seu crescimento após o nascimento; no entanto, a hiperfiltração glomerular nesses rins pode se desenvolver comprometendo a função renal. Nwagwu *et al.* estudaram o efeito de uma dieta baixa em proteína comparada com ingestão proteica normal. A PA foi mais elevada na quarta e na décima segunda semanas de vida no grupo com baixa ingestão proteica, assim como esse grupo apresentava menor tamanho dos rins e menor clearance de creatinina. Após as 12 semanas verificou-se que não havia mais diferença significativa nos parâmetros citados, e a excreção de albumina urinária e os níveis de ureia eram mais elevados no grupo com baixa ingestão proteica, sugerindo que nesses as alterações hemodinâmicas renais provocam uma maior suscetibilidade para perda da função renal progressiva.

Em relação à exposição aos glicocorticoides, Dodic *et al.* observaram que a administração de dexametasona precoce na gestação de ovelhas provocava nos filhotes quando se tornaram adultos níveis pressóricos mais elevados. Esses autores sugerem que alterações no metabolismo esteroide podem ser causadas pela dieta materna e medicações, as quais podem determinar alterações na estrutura e função renal. Como exemplo, a restrição proteica diminui a quantidade de 11-β-hydroxiesteroide desidrogenase (HSD) na placenta. Diminuição nessa enzima, a qual inativa o cortisol ou corticosterona materna, determina uma maior exposição aos glicocorticoides da mãe (Edwards *et al.*). Essa exposição maior conduz as alterações esteroides nos receptores nucleares, podendo influenciar o desenvolvimento do rim e da sua vascularização.

Em crianças com baixo peso ao nascer tem sido demonstrado que as respectivas placentas continham uma relativa atividade da HSD mais baixa, corroborando a ideia de uma maior exposição delas à ação dos glicorticoides placentários (Seckl *et al.*). Essa informação básica tem conduzido para a hipótese de que, em condição de baixa ingestão proteica, a 11-βHSD placentária está diminuída com o subsequente aumento da quantidade de esteroides maternos atingindo o feto e levando a alterações na nefrogênese. E, ainda mais, a dexametasona administrada durante a gestação em ratos atravessa a placenta, mas não é inativada pela 11-βHSD, resultando em filhotes com baixo peso ao nascer e tendência à hipertensão na idade adulta (Benediktsson *et al.*).

Manning *et al.* sugeriram que alterações no rim fetal poderiam determinar uma retenção inapropriada de sódio na vida pós-natal, justificando o desenvolvimento da HA. Eles identificaram em estudo experimental com ratos que aqueles com baixa ingestão calórica durante a gestação tinham filhotes com aumento da atividade de dois transportadores tubulares de sódio (BSC1 e TSC) antes de desenvolver hipertensão.

Langley-Evans observou que os filhotes de ratos submetidos a baixa ingestão proteica na gestação apresentavam diminuição de angiotensina II (ANG II) intrarrenal, e essa ANG II é importante no crescimento e remodelação renal normal e, portanto, essencial na nefrogênese. Woods *et al.* realizando morfometria renal, observaram uma associação na diminuição do número de glomérulos e a supressão em fases precoces da gestação da ANG II intrarrenal. Ingelfinger *et al.* observaram, também, que uma dieta rica em sal durante a gestação poderia determinar uma diminuição da ativação do sistema renina angiotensina, e essa alteração seria responsável pela diminuição do número de glomérulos pelo mesmo mecanismo já citado.

Esses estudos básicos têm fornecido evidências substanciais que eventos intrauterinos afetam a nefrogênese, promovendo alterações que serão observadas pós-natal. A tendência para desenvolver HA, doença renal e doenças cardiovasculares pode ter seu processo iniciado, pelo menos em algumas pessoas, por alterações intraútero e perinatais, o que impede uma organogênese normal.

Portanto, esses estudos nos fornecem fortes indícios de que os programas para controle da HA devam ter início na infância, com melhor controle no pré-natal, visando diminuir a frequência de baixo peso ao nascer e sendo uma medida essencial não só para diminuir os índices de morbimortalidade neonatal, como também, ao que tudo indica, para um melhor controle da HA primária.

Ainda como profilaxia primária da HA a ser iniciada na infância, estariam incluídos o controle da obesidade, a atividade física regular, a moderação no consumo de sal e maior ingestão de potássio. Estudos epidemiológicos demonstram que uma ingestão de sal variando entre 50 e 70mEq/dia está associada com uma menor incidência de HA, ao contrário de uma ingestão entre 125 e 300mEq/dia. Aceita-se hoje o conceito de sensibilidade ao sódio – pessoas geneticamente sensíveis ao efeito do sal.

Estudos experimentais em ratos demonstram que a exposição pré-puberal a dietas ricas em sal (8% NaCl) resulta em uma síndrome com HA, dano renal e cerebral, dificuldade de manter o peso e morte prematura. No homem, observando-se as populações migrantes, evidencia-se elevação dos níveis de PA quando passavam de uma cultura alimentar com leve ingestão de sal para uma com elevado consumo de cloreto de sódio. Já a redução na ingestão de sal, assim como também uma maior oferta de potássio, levam a uma diminuição na curva de ascensão dos níveis de PA, como vem sendo confirmada em várias pesquisas. Adultos hipertensos podem passar ao controle da HA, sem a utilização de medicamentos, apenas com o aumento da ingestão de potássio.

Na infância, essas observações também têm sido confirmadas. Entre adolescentes, o estudo Bogalusa observou uma associação positiva entre ingestão de sal e níveis de pressão arterial elevada. Hoffman *et al.*, estudando lactentes de 0 a 6 meses, observaram modesta diminuição da PA quando passavam a oferecer uma dieta pobre em sal.

Da maior importância são as informações trazidas por alguns estudos de que a preferência por alimentos salgados tem início nos primeiros meses de vida. Em recém-nascidos, por exemplo, a oferta de soluções com elevadas concentrações de cloreto de sódio não provoca expressões faciais como as soluções açucaradas. A oferta continuada de alimentos salgados, a partir da primeira semana de vida, vai condicionando uma melhor aceitação por parte dos bebês. Entretanto, aqueles habituados a baixa ingestão de sal têm dificuldade em aceitar dietas salgadas. Dessa forma, parece que o hábito alimentar de acostumar as crianças com uma dieta com níveis normais de sal, desde o primeiro ano de vida – em nossa cultura estamos habituados a consumir muito mais do dobro do sal necessário –, parece ser benéfica em relação à prevenção da HA, particularmente em famílias geneticamente predispostas.

Entre crianças existem evidências de que a ingestão de sal vem aumentando nos últimos anos. No Brasil, a venda de alimentos destinados ao público infantil, habitualmente com elevado teor de sal (chips, snacks, pipocas, batatas fritas etc.), vem recentemente atingindo recordes. Dessa maneira, também aqui é fundamental a participação do pediatra na formação de bons hábitos alimentares na infância. Desestimular o início precoce de alimentos salgados, orientar os pais sobre os possíveis malefícios do excesso de sal sobre a saúde – especialmente naquelas famílias onde existam pessoas com HA – e incentivar o consumo de alimentos ricos em potássio parecem práticas que podem contribuir para um melhor controle da HA.

Em nível de prevenção secundária, medidas de intervenção como a identificação – toda criança sadia deve ter aferida sua pressão arterial ao menos uma vez por ano a partir do terceiro ano de vida – e o controle de crianças portadoras de HA (a maioria responde a medidas dietéticas e controle do peso) também devem contribuir para diminuir o impacto da HA nas taxas de morbimortalidade no adulto.

## BIBLIOGRAFIAS


Barker DJ, Osmond C, Golding J, Kuh D, Wadsworth ME. Growth in utero, blood pressure in childhood and adult life, and mortality from cardiovascular disease. *BMJ*, 1989; *289*: 564-7.

Barker D, Bull A, Osmond C, Simmonds S. Fetal and placental size and risk of hypertension in adult life. *BMJ*, 1990; *301*: 259-62.

Barker D, Godfrey K, Osmond C, Bull A. The relation of fetal length, ponderal index and head circumference to blood pressure and risk of hypertension in adult life. *Paed Perinatal Epidemiol*, 1992; *6*: 35-44.

Belfort MB, Rifas-Shiman S, Rich-Edwards J, Kleinman KP, Gillman MW. Size at birth, Infant Growth, and Blood Pressure at Three Years of Age. *J Pediatr*, 2007; *151*: 670-4.

Benediktsson R, Lindsay RS, Noble J, Seckl JR, Edwards CRW. Glucorticoid exposure in utero: a new model for adult hypertension. *Lancet*, 1993; *341*: 339-41.

Brenner BM, Garcia DL, Anderson S. Glomeruli and blood pressure. Less of one, more the other? *Am J Hypertens*, 1988; *1*: 335-47.

Dodic M, May CN, Wintou EM, Coghlan JP. An early prenatal exposure to excess glucorticoid leads to hypertensive offspring in sheep. *Clin Sci*, 1998; *94*: 103-9.

Edwards LJ, Simonetta G, Owens JA, Robinson JS, McMillen JC. Restriction of the placental and fetal growth in sheep alters fetal blood pressure responses to angiotensin II and captopril. *J Physiol*, 1999; *515*: 897-904.

Hoy WE, Hughson MD, Bertram JF, Douglas-Denton R, Amann K. Nephron number, hypertension, renal disease, and renal failure. *J Am Soc Nephrol*, 2005; *16*(9): 2.557-64.

Huxley RR, Shiell AW, Law CM. The role of size at birth and postnatal catch-up growth in determining systolic blood pressure: a systematic review of the literature. *J Hypertension*, 2000; *18*: 815-31.

Ingelfinger JR, Haveran L, Hsu C-Y, Woods LL. Maternal low protein or high salt diet in the perinatal period suppresses newborn intrarenal rennin-angiotensin system (RAS) and programs for hypertension in adult offspring. *Pediatr Res*, 1998; *43*: 309-A.

Keller G, Zimmer G, Mall G, Ritz E, Amann K. Nephron number in patients with primary htpertension. *New Engl J Med*, 2003; *348*(2): 101-8.

Kwong WY, Wild AE, Roberts P, Willis AC, Fleming TP. Maternal undernutrition during the preimplantation period of rat development causes blastocyst abnormalities and programming of postnatal hypertension. *Dev Suppl*, 2000;*127* (19): 4.195-202.

Langley-Evans SC. Fetal programming of cardiovascular function through exposure to maternal undernutrition. *Proceedings of the Nutrition Society*, 2001; *60*: 505-13.

Law CM, Barker DJ, Bull AR, Osmond C. Maternal and fetal influences on blood pressure. *Arch Dis Child*, 1991; *66*: 1.291-5.

Manning J, Beutler K, Knepper MA, Vehaskari VM. Upregulation of renal BSC1 and TSC in prenatally programmed hypertension. *Am J Physiol*, 2002; *283*: F202-F206.

Margetts BM, Rowland MG, Foord FA, Crudds AM, Cole TJ, Barker DJ. Relation of maternal weight to blood pressure of Gambian children. *Int J Epidemiol* 1991; *20*(4): 938-43.

Ortiz LA, Quan A Weinberg A, Baum M. Effect of prenatal dexamethasone on rat renal development. *Kidney Int*, 2001; *59*: 1.663-9.

Seckl JR, Benediktsson R, Lindsay RS, Brown RW. Placental 11 beta-hydroxysteroid dehydrogenase and the programming of hypertension. *J Steroid Biochem Molec Biol*, 1995; *55*: 447-55.

Seidman D, Laor A, Gale R, Stevenson D, Mashiach S, Danon Y. Birth weight, current body weight and blood pressure in late adolescence. *BMJ*, 1991; *302*: 1.235-7.

Siewert-Delle A, Ljungman S. The impact of birth weight and gestational age on blood pressure in adult life: a population based study of 49-year old men. *Am J Hypertens*, 1998; II: 946-53.

Vehaskari VM, Woods LL. Prenatal programming of hypertension: lessons from experimental models. *J Am Soc Nephrol*, 2005; *16*(9): 2.545-56.

Woods LL, Ingelfinger JR, Nyengaard JR, Rasch R. Maternal protein restriction suppresses the newborn renin-angiotensin system and programs adult hypertension in the rat. *Pediatr Res*, 2001; *49*: 460-7.

CAPÍTULO 7

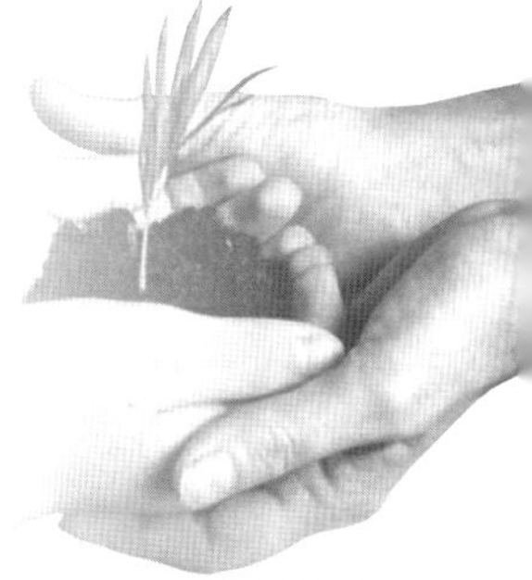

# Acidente Vascular Encefálico

Anna Caroline M. Arruda

## INTRODUÇÃO

Nos países ricos, o acidente vascular encefálico (AVE) é causa importante de morte, entre adultos, juntamente com as cardiopatias e o câncer. Cerca de 5% da população acima de 65 anos, nos EUA, são acometidos por um acidente vascular encefálico. A incidência estimada no Brasil é de cerca de 169/100.000 nos maiores de 15 anos de idade, passando para 1.670/100.000 nas mulheres idosas e 1.952/100.000 nos homens, com uma letalidade em torno de 60%. Essa doença representa um grande impacto econômico pelo comprometimento da força de trabalho das pessoas acometidas e pela prolongada hospitalização e recuperação necessárias.

Os acidentes vasculares encefálicos podem ser classificados, de acordo com o evento patológico resultante, em isquêmicos ou hemorrágicos. Na prática, essa distinção é utilizada para a classificação inicial dos pacientes acometidos com base nos seus achados radiológicos precoces e com vistas à instituição de terapêutica apropriada.

Os eventos isquêmicos perfazem a maioria dos casos de AVE. Do ponto de vista etiopatológico, a aterosclerose está envolvida em mais de 2/3 dos casos de AVE, seja por estenose ou oclusão *in situ* dos vasos ou, ainda, pela embolização artério-arterial de fragmentos das placas de plaquetas-fibrina para os vasos cerebrais. Outra causa reconhecida são os êmbolos cerebrais originados do coração: em até 35% dos pacientes com infarto miocárdico recente da parede anterior encontram-se trombos murais no interior do ventrículo com potencial de embolização a distância. Outras causas de AVE, entre as quais as vasculites, as colagenoses, as síndromes de hiperviscosidade, a deficiência de proteína C ou S, têm uma dimensão epidemiológica menos importante.

O AVE hemorrágico pode ser classificado em primário e secundário. Os hemorrágicos secundários envolvem alterações patológicas da vasculatura cerebral e incluem a angiopatia amiloide, os aneurismas cerebrais, as malformações arteriovenosas, entre outras. Já os hemorrágicos primários estão diretamente relacionados com a hipertensão arterial (HA) sistêmica, constituem a maioria dos AVEs hemorrágicos e têm grande importância epidemiológica, uma vez que pode haver benefício acentuado desse grupo por meio de políticas de saúde destinadas a reduzir a pressão arterial (PA).

Do exposto depreende-se que as raízes da doença vascular cerebral – intimamente ligada à aterosclerose e HA – também têm suas raízes na infância.

## EVIDÊNCIAS CIENTÍFICAS

Estudos recentes que analisam as raízes na infância dos AVEs investigam o papel da posição socioeconômica, distribuição demográfica, índice de massa corpórea, peso ao nascer e inteligência, além dos fatores de risco tradicionais mensurados na infância sobre a elasticidade da carótida e as tendências seculares na ocorrência desses eventos.

### Posição socioeconômica

Hart *et al.* (2000) investigaram o risco de acidente vascular por medidas socioeconômicas, tendo como base uma coorte de 5.765 trabalhadores escoceses. A diferença mais marcante foi em relação à classe social do pai. Embora o ajuste para fatores de risco tenha atenuado o risco relativo, homens cujos pais eram trabalhadores manuais tiveram maior risco relativo de acidente vascular do que aqueles cujos pais não eram trabalhadores braçais.

Homens que ascenderam socialmente (pai trabalhador braçal, filhos trabalhadores não braçais) tiveram uma incidência de acidente vascular semelhante aos homens estáveis na classe braçal, demonstrando que a melhoria de sua própria condição social não parece reduzir riscos pessoais desse evento. Esses autores reconhecem que na necessidade de reduzir tanto os níveis de acidente vascular como as diferenças socioeconômicas torna-se fundamental reconhecer a importância de promover o melhor ambiente durante a fase de crescimento.

Já Lawlor *et al.* estudaram a posição socioeconômica ao nascimento e risco de doença cardiovascular no futuro, utilizando a coorte Crianças de Aberdeen de 1950. Essa análise também se baseou na ocupação do pai do participante no momento do nascimento. A informação foi coletada prospectivamente (no momento da entrada na coorte) e retrospectivamente (a partir de pesquisa com os participantes adultos sobreviventes). Esses autores relataram que a classe social da família no momento do nascimento estava associada ao risco de infarto coronariano e AVE fatal e não fatal entre mulheres e homens. A associação encontrada foi consistente e se manteve inalterada a despeito do método de coleta da informação. Mas, considerando os fatores atenuantes, os autores observaram que a associação foi atenuada pelos ganhos educacionais e progressão acadêmica do participante e sugerem que, desde que a progressão acadêmica influencia oportunidades futuras de emprego e salário, muito dos efeitos da posição socioeconômica na infância pode ser remediado pelas condições socioeconômicas específicas obtidas na vida adulta.

Utilizar a ocupação do pai como indicador de posição socioeconômica na infância não é fato novo ou isolado. Uma revisão sistemática de estudos de nível individual, examinando circunstâncias socioeconômicas da infância e causas específicas de mortalidade na vida adulta, localizou 29 estudos com populações do Reino Unido, Suécia, Finlândia, Noruega, Dinamarca, Holanda, Estados Unidos e Rússia. A ocupação do pai foi o indicador de posição socioeconômica mais utilizado. Outros indicadores foram número de indivíduos no ambiente domiciliar, características da moradia, casa própria, nível de educação dos pais, número de irmãos, indicadores do estado marital da mãe e a presença de ambos os pais naturais durante a infância. Essa análise demonstrou que 18 de 22 estudos encontraram risco aumentado de todas as causas de morte com baixos indicadores de circunstância socioeconômica na infância.

Embora o ajuste para as circunstâncias socioeconômicas e os fatores de risco da vida adulta tenham atenuado essa influência, na maioria dos estudos a influência das condições da infância se manteve. Ademais, quatro de seis estudos relataram aumentado risco de AVE isquêmico entre aqueles que experimentaram condições menos favoráveis na infância, e esses efeitos permaneceram inalterados com os ajustes para condições da vida adulta. Isso sugere que exposição relacionada à pobreza durante a infância pode ser um determinante mais forte para os eventos vasculares cerebrais do que para os eventos cardiovasculares. Em particular, condições da infância parecem fortemente relacionadas à mortalidade por câncer de estômago e AVE hemorrágico.

A altura do adulto é determinada na vida precoce. Portanto, baixa estatura é, em termos, um marcador para perfil desfavorável de condições sociais que agem durante o período de crescimento. Altura esteve associada negativamente ao risco de infarto hemorrágico. A similaridade de associação entre câncer de estômago e acidente vascular hemorrágico com circunstâncias desfavoráveis na infância, associada à coincidência de associação com baixa estatura, possivelmente ilustra um modelo de período crítico na vida precoce quando os indivíduos estariam mais suscetíveis a essa influência. Por outro lado, doença coronariana, acidente vascular isquêmico, câncer de pulmão e doença pulmonar obstrutiva crônica parecem estar influenciados por fatores atuando ao longo de toda a vida e, portanto, se adaptam melhor a um modelo de risco cumulativo.

A correlação mais forte para doença vascular cerebral do que coronariana pode refletir a maior influência da deprivação na infância e o evento hemorrágico, enquanto o evento cerebral isquêmico e a doença coronariana seriam influenciados por fatores etiológicos semelhantes. Já os eventos hemorrágicos teriam determinantes distintos. Glymour *et al.* (2008) especulam que as desvantagens na primeira infância podem conferir risco aumentado na vida adulta, talvez mediado por doenças infecciosas, condições nutricionais ou estresse relacionado à pobreza.

Esses autores ponderam que, se o risco cardiovascular é estabelecido na vida precoce, esses fatores precisam ser considerados na caracterização de brancos e negros e do seu risco de AVE. Seu estudo avalia o papel da situação socioeconômica ao longo da vida em explicar risco de AVE e as disparidades na sua ocorrência nos Estados Unidos. Para isso, os autores acompanharam 20.661 participantes, com idade acima de 50 anos, por, em média, 9,9 anos até o primeiro AVE. Condições sociais da infância (estado de nascimento, situação socioeconômica dos pais, autoavaliação da saúde na infância e altura atingida), situação socioeconômica na vida adulta (educação, salário, poder aquisitivo e ocupação) e fatores de risco cardiovascular tradicionais foram utilizados para predizer o primeiro AVE utilizando o modelo de Cox.

Indivíduos negros tiveram 48% maior risco de primeiro AVE do que brancos. Condições da infância ajudaram a predizer risco de AVE em brancos e negros, independentemente da condição socioeconômica do adulto. Ajustes para as condições socioeconômicas da infância e da vida adulta atenuaram as diferenças raciais para uma diferença marginal, e o ajuste adicional para a condição socioeconômica do adulto, em particular poder aquisitivo, quase eliminou essa disparidade. Esses autores concluíram que indicadores das condições socioeconômicas na infância predizem risco de AVE em americanos negros e brancos. Esses resultados implicam fortemente as desvantagens sociais sofridas da infância à vida adulta em criar e manter disparidades raciais e demonstram que a posição socioeconômica da infância é fator de risco independente para AVE.

## Distribuição geográfica

Nos Estados Unidos, a aumentada mortalidade por AVE em Estados do Sul, incluindo Carolina do Norte e do Sul, Geórgia, Tennessee, Arkansas, Mississipi e Alabama (Cinturão do AVE), já há algum tempo tem sido foco de preocupação, e novas áreas de risco excessivo têm emergido desde a década de 60. Entre outras considerações, esse padrão de distribuição geográfica sugere que determinantes sociais podem ter papel importante na mortalidade por AVE. Glymour *et al.* (2007) avaliaram se residir em uma das sete maiores áreas de risco durante a infância conferiria risco extra no futuro, mesmo entre os indivíduos que migraram para fora das áreas de alto risco. A amostra compreendeu 18.070 pessoas. O estudo demonstrou que pessoas acima de 50 anos que viveram em áreas de alto risco durante a infância tiveram 25% mais risco de AVE quando comparadas a pessoas que não viveram nessas áreas, seja na infância ou no momento de ingresso no estudo. Houve também um risco maior para aqueles que viveram nas áreas de alto risco em ambas as fases da vida. Sobre esse estudo, El Saed *et al.* ponderam que o local de residência pode afetar o risco de AVE por meio do acesso aos cuidados médicos, riscos associados a condições ambientais criadas por fatores macroeconômicos ou padrões psicossociais e derivadas da organização em comunidade.

O grupo de Glymour, em estudo posterior (2008), comenta que o risco de AVE associado ao fato de se nascer em Estado do Sul é semelhante para brancos e negros, mas se torna muito importante para os negros, uma vez que a maioria dos americanos afrodescendentes acima de 50 anos nasceu nesses Estados. Negros sulistas no início do século XX enfrentaram segregação, pobreza, acesso restrito à educação e saúde, além de várias outras condições desfavoráveis. Diferenças dietéticas, como ingesta de sódio, também poderiam ser um dado importante para explicar o aumentado risco de AVE entre sulistas norte-americanos.

## Índice de massa corpórea (IMC)

A prevalência de obesidade infantil tem aumentado cerca de três vezes, na maioria dos países industrializados, nos últimos 20 anos. Conjectura-se que essa tendência terá importantes consequências para a Saúde Pública. Em particular, existe uma preocupação de que a obesidade infantil epidêmica resulte em risco elevado para doenças cardiovasculares. Não há, no entanto, evidências conclusivas que deem suporte a essa possibilidade. O estudo de Lawlor & Leon (2005) avaliou a associação entre IMC, medida quando os indivíduos tinham, em média, 4,9 anos, e o risco futuro de doença coronariana e AVE em uma coorte montada ao nascimento. Não houve associação linear entre IMC da infância e risco de AVE, mas o grupo de indivíduos obesos na infância (acima de 2,5% na distribuição por IMC), comparados com todos os outros grupos, teve um risco aumentado de AVE, sendo o risco de 2,41 (95%, CI 1,00-5,86).

A associação entre IMC na infância e risco de mortalidade por doença coronariana e AVE no adulto também foi investigada utilizando-se três coortes históricas nas quais altura e peso foram avaliados utilizando procedimentos padrões (Lawlor *et al.*, 2006). No momento da avaliação da altura e peso foi analisado um total de 14.561 participantes nascidos entre 1922 e 1937, 1927 e 1956 e 1928 e 1950 e com idades de 2 a 15, 9 a 18 e 16 a 22 anos, respectivamente. O IMC não esteve associado a risco futuro de doença coronariana ou AVE em nenhuma das coortes estudadas. Ao contrário do senso comum, esses resultados não ofereceram fortes evidências de que sobrepeso na infância esteja associado a risco futuro de doença cardiovascular.

Os autores aventaram três razões para os achados. Primeiro, se o risco aumentado estivesse associado apenas com obesidade extrema na infância, então os níveis menos acentuados de obesidade nessas coortes históricas poderiam significar que não se pode antecipar uma associação. Se esse é o caso, com o IMC na população contemporânea desviado para a direita – significando que maior número de pessoas é obesa e o IMC médio é maior nesse grupo –, então o achado de crianças contemporâneas com sobrepeso ou obesidade pode ter influência marcante no risco futuro de doença cardiovascular, em tendência populacional. Uma segunda explicação factível seria que sobrepeso ou obesidade na infância poderão não estar associados com risco cardiovascular futuro se outros fatores de risco durante a vida estiverem ausentes ou forem bem controlados. Finalmente, o IMC – que combina medida de gordura e massa magra – pode ser um pobre indicador de adiposidade e distribuição dessa adiposidade na infância e também ser nessa faixa etária um marcador inadequado de risco de doença cardiovascular. Essa última assertiva não parece se aplicar para o uso do IMC na adolescência.

O estudo de Falksted *et al.* (2007) analisou 49.321 homens suecos, nascidos entre 1949 e 1951, de acordo com dados coletados no momento do seu alistamento militar em 1969/1970. Uma elevação gradual no risco de doença coronariana foi observada com aumento de seis vezes no IMC. Uma associação também foi vista para o AVE, embora mais tênue. Esses achados sugerem que o IMC na final da adolescência é um preditor importante de doença cardiovascular em homens de menos de 55 anos, independentemente de tabagismo, hipertensão e mortalidade cardiovascular precoce.

## Peso ao nascer

Para entender as influências entre crescimento precoce e AVE, 3.639 homens nascidos em Helsinque, no período de 1924 a 1933, foram estudados por Eriksson *et al.* em 2000. O risco de AVE esteve relacionado ao baixo peso ao nascer em relação ao perímetro cefálico ($P<0.005$) e à baixa estatura em relação ao perímetro cefálico ($P<0.02$). Essas associações foram robustas para AVEs hemorrágicos e isquêmicos de causa trombótica. Homens que desenvolveram AVE ainda possuíam baixa estatura aos 7 anos de idade ($P<0.05$), embora após essa idade sua altura tenha alcançado a média, por crescimento compensatório. Na vida adulta, esses indivíduos tiveram baixos salários e pertenceram, em grande parte, a classes sociais mais modestas ($P<0.0001$). O AVE pode estar relacionado a reduzido crescimento fetal, com baixo peso corporal e estatura ao nascimento a despeito do crescimento cefálico. Outros estudos sugerem que esse padrão de crescimento está associado à elevação persistente da pressão arterial e das concentrações plasmáticas de fibrinogênio, dois fatores de risco reconhecidos para AVE.

O risco de AVE é aumentado pelo crescimento acelerado em estatura durante a infância. Crescimento acelerado tem sido correlacionado previamente ao desenvolvimento de hipertensão na vida adulta. Risco de AVE é ainda incrementado por influências adversas ligadas à pobreza. Os achados desse estudo dão suporte à hipótese de que a doença se origina por meio de padrão no qual existe redução do crescimento fetal com preservação do cérebro.

Os autores argumentam que o processo de privilegiar o cérebro no crescimento insatisfatório parece particularmente associado ao AVE hemorrágico, mais do que ao isquêmico. Um mecanismo de favorecimento cerebral seria a redistribuição do débito cardíaco a favor do cérebro em detrimento do tronco. A estrutura das artérias fetais se adaptaria ao fluxo e pressão no seu interior, e essa redistribuição poderia, portanto, alterar de modo permanente a estrutura das artérias de maior calibre. Um aspecto dessa alteração seria a deposição de elastina, depositada em sua maior parte na vida intrauterina e renovada lentamente daí em diante. Existem evidências que ligam redução da elasticidade e consequente elevação da PA – o principal fator de risco para AVEs hemorrágicos primários.

Outra consequência da redistribuição do débito cardíaco seria o comprometimento do desenvolvimento dos órgãos abdominais, incluindo o fígado. Evidências primárias sugerem que essas alterações podem levar a alterações definitivas no funcionamento hepático, com elevação das concentrações plasmáticas de fibrinogênio – fator de risco reconhecido para os AVEs isquêmicos trombóticos. Uma outra possibilidade de ligação entre reduzido crescimento fetal e AVE é que o baixo peso ao nascer tem-se mostrado fortemente associado com aumentado risco de doença oclusiva da carótida, sugerindo ligação à aterogênese. Por outro lado, crescimento rápido na infância leva ao desenvolvimento de hipertensão essencial, uma vez que crianças e adolescentes que estão crescendo rapidamente têm pressão arterial elevada para sua idade.

Traçando o perfil dos pacientes acometidos por AVE na vida adulta, os autores concluem que esses indivíduos tiveram crescimento cerebral preservado durante a vida intrauterina a despeito do desenvolvimento insatisfatório das vísceras toracoabdominais – um padrão de crescimento associado à hipertensão arterial e elevação do fibrinogênio plasmático; permaneceram baixos na primeira infância, possivelmente por condições associadas à pobreza; na infância tardia, tiveram crescimento estatural compensatório – outro fator relacionado à HA – e, na vida adulta, condições relacionadas à pobreza adicionaram risco de desenvolvimento de AVE.

A associação entre baixo peso ao nascer e doença cardiovascular foi estudada também em uma coorte de 10.803 nascimentos únicos entre 1950 e 1956 (Lawlor *et al.*, 2005). Os eventos mensurados foram admissão hospitalar e/ou fatalidade por doença coronariana e AVE. O peso ao nascer esteve associado inversamente a essas doenças. O risco ajustado para a idade por quilograma de aumento de peso ao nascimento foi de 0,62 (95%, CI 0,50-0,78) para a doença coronariana e 0,38 (95%, CI 0,24-0,60) para o AVE. Não houve diferença na magnitude do efeito do peso ao nascer em homens e mulheres. Em geral, a ocorrência das doenças em estudo diminuiu quanto maior foi o peso ao nascer. Houve marcada associação inversa entre idade gestacional por semana e risco de AVE (0,79, 95%, CI 0,71-0,88). A estabilidade dessa associação em coortes nascidas no final do século XX sugere que mecanismos subjacentes não sofrem influência decisiva pelas melhorias profundas na saúde materno-infantil que ocorreram ao longo desse período. Portanto, fatores que podem explicar essa associação incluem influências genéticas, variações na função placentária e outros aspectos do suprimento fetal que podem ocorrer de uma gestação para outra. Os achados de uma associação inversa em uma população com condições relativamente favoráveis – como demonstrado pelos baixos índices de mortalidade infantil – também implicam que peso ao nascer pode permanecer um preditor importante de doença cardiovascular nas populações contemporâneas.

Define-se, portanto, que baixo peso ao nascer está associado a risco de AVE na vida adulta. Essa associação, que se mantém após ajustes para idade gestacional, sugere se originar do crescimento fetal retardado inclusive com aumento adicional do risco no nascimento prematuro. Para avaliarem os efeitos do crescimento pós-natal precoce no risco tardio de AVE, Osmond *et al.* (2007) analisaram os dados de um estudo de coorte compreendendo homens e mulheres de Helsinque, entre 1934 e 1944, perfazendo 12.439 indivíduos. O risco de AVE diminuiu progressivamente com o ganho ponderal entre o nascimento e os dois anos de vida. O risco estimado foi de 0,85 (95%, CI 0,78-0,93; $P<0.0004$) por desvio padrão na diferença de peso obtido entre o nascimento e 2 anos de vida. O aumento de um desvio padrão no IMC aos 2 anos de vida foi associado a um risco de AVE de 0,84 (95%, CI 0,77-0,92; $P<0.0002$). Essa associação foi pouco influenciada pela posição socioeconômica. Da mesma forma, alterações de peso após os 2 anos de vida tiveram pouca influência sobre o risco tardio de AVE.

Ademais, os autores observaram que indivíduos cujas mães tiveram um diâmetro conjugado externo da pelve considerado pequeno (<18cm) tiveram aumento do risco de AVE. O risco associado a diâmetro inferior a 18cm foi de 1,62 (95%, CI 1,30-2,02; $P<0.0001$). Essa associação pode ser resultado de influências maternas originadas na própria infância materna, no período no qual o formato de sua pelve foi determinado. Como o crescimento fetal parece ser afetado pelas influências maternas e suas condições de vida, um marcador possível da influência materna é a detecção da presença de pelve plana materna, em si um marcador de desnutrição infantil. Essas observações sugerem que desnutrição em meninas pode aumentar o risco de AVE nas gerações futuras.

## Inteligência

O estudo de Lawlor *et al.* (2008) analisou a associação entre inteligência infantil e risco de doença coronariana e AVE na vida adulta. Esse estudo tomou como base a coorte de 11.125 indivíduos nascidos em Aberdeen, Escócia, e que tiveram sua inteligência mensurada aos 7, 9 e 11 anos de idade. Houve associação inversa entre inteligência e risco de doença coronariana e AVE, com evidências de que a associação com inteligência aferida aos 11 anos foi mais forte do que nas idades anteriores. A magnitude da associação foi semelhante para a doença coronariana e AVE. Esses resultados sugerem associação entre inteligência infantil e risco de doenças cardiovasculares cuja explicação por causalidade reversa é improvável e resistente aos ajustes para uma ampla gama de fatores confundidores. Essa associação parece mediada pelos ganhos cognitivos e avanços acadêmicos.

## Fatores de risco tradicionais avaliados durante a infância e elasticidade da carótida na vida adulta

O estudo de Juonala *et al.* (2005) analisou a relação entre fatores de risco tradicionais para doença cardiovascular mensurados durante a infância e elasticidade arterial avaliada na vida adulta. Ultrassonografia foi utilizada para avaliar a complacência da carótida, índice elástico de Young e o índice de rigidez em 2.255 adultos, brancos, voluntários sadios, com idade variando entre 24 e 39 anos, participantes em um estudo de coorte e que dispunham de dados acerca de fatores de risco disponíveis desde a infância. A complacência carotídea avalia a capacidade de a artéria se expandir em resposta a pulso de pressão cardíaca. O índice elástico oferece estimativa da rigidez da parede arterial que é independente da espessura da parede. O índice de rigidez foi desenvolvido para atenuar o impacto da relação pressão-resistência na rigidez arterial e é, portanto, considerado uma medida relativamente independente da pressão arterial. Obesidade infantil, medida pela espessura da dobra cutânea, teve relação com reduzida complacência carotídea e aumento dos índices de elasticidade e rigidez. A PA na infância esteve inversamente relacionada com complacência carotídea e diretamente associada com índice elástico. Elevado colesterol LDL, elevada PA, aumentada dobra cutânea, baixo colesterol HDL e tabagismo infantil foram inversamente relacionados à complacência carotídea e diretamente relacionados ao índice elástico.

Essas associações permaneceram altamente significativas após ajuste para fatores de risco na vida adulta, demonstrando que fatores de risco cardiovascular identificados na infância e adolescência são capazes de predizer redução da elasticidade carotídea no adulto. Esses dados sugerem que fatores operando precocemente têm efeitos deletérios sustentados na elasticidade arterial.

## Tendências seculares no AVE

Tem havido redução na mortalidade por AVE durante a segunda metade do século XX em países desenvolvidos. As razões possíveis para isso incluem as medidas preventivas, alterações ambientais recentes causando impacto nos riscos à saúde do adulto e alterações ambientais mais distantes, com influência na saúde infantil. Embora alguns fatores de risco sejam comuns para o AVE isquêmico e hemorrágico, existe o acúmulo de evidências de etiologias distintas, que requer estratégias distintas de prevenção em saúde pública. Consistentes com essa noção são os achados de pesquisas recentes (MacCarron *et al.*, 2006) indicando que as taxas de AVE isquêmico e hemorrágico têm padrões seculares distintos. O AVE isquêmico tende a mimetizar a doença coronariana, sugerindo etiologia similar. Em contraste, as alterações seculares na mortalidade por AVE hemorrágico sugerem que essa doença pode ter etiologia distinta ou, ao menos, efeitos distintos obtidos por alteração dos fatores de risco.

Estudos observacionais têm apontado que a hipertensão pode ser um fator de risco mais importante para AVE hemorrágico do que isquêmico, uma vez que gradientes de pressão sistólica têm forte associação com eventos hemorrágicos. As duas últimas décadas estabeleceram a importância da exposição na vida precoce e desenvolvimento posterior de doenças. Enquanto a PA da meia-idade já era claramente aceita como importante para determinar risco de AVE (independentemente do tipo), só mais recentemente a importância desse fator na infância foi reconhecida. Efeitos distintos da altura corporal nos AVEs isquêmicos e hemorrágicos têm sido apreciados. Parece haver uma correlação inversa forte para AVE hemorrágico, mas não para o isquêmico. Grande número de irmãos tem sido associado a baixos níveis dos indicadores de saúde, inclusive baixa estatura. Domicílios com alto número de ocupantes, exposição precoce às infecções e dieta pobre podem ser algumas das explicações. O número de irmãos se relaciona com o AVE hemorrágico, mas não com o isquêmico, um resultado consistente com o achado de relação inversa forte entre altura e AVE hemorrágico. Famílias pequenas e melhor nutrição na infância podem, portanto, contribuir de forma mais acentuada para o declínio precoce e rápido na incidência do AVE hemorrágico de que do AVE isquêmico.

## CONCLUSÃO

As evidências apresentadas apontam para o fato de que as medidas de prevenção do AVE, como aquelas descritas para o controle da aterosclerose, doença coronariana isquêmica e hipertensão arterial, devem se iniciar na infância. Ademais, os dados demonstram que os cuidados devem se estender à saúde materna e à garantia de um adequado desenvolvimento intrauterino.

## BIBLIOGRAFIAS


El-Saed A, Lewis H, Kuller MD. Is the stroke belt worn from childhood? Current knowledge and future directions. Editorial. *Stroke* 2007; *38*: 2.403-5.

Eriksson JG, Forsen T, Tuomilehto J, Osmond C, Barker DJP. Early growth, adult income, and risk of stroke. *Stroke*, 2000; *31*: 869-74.

Falksted D, Hemmingsson T, Rasmussen F, Lundberg I. Body mass índex in late adolescence and its association with coronary heart disease and stroke in middle age among swedish men. *International Journal of Obesity*, 2007; *31*: 777-83.

Galobardes B, Lynch J, Smith GD. Childhood socioeconomic circumstances and causespecific mortality in adulthood: Systematic review and interpretation. *Epidemiologic Reviews*, 2004; *26*: 7-21.

Glymour MM, Avendaño M, Hass S, Berkman LF. Lifecourse social conditions and racial disparities in incidence of first stroke. *Ann Epidemiol*, 2008; *18*: 904-12.

Glymour MM, Avendaño M, Berkman LF. Is the 'stroke belt" worn from childhood? Risk of first stroke and state of residency in childhood and adulthood. *Stroke*, 2007; *38*: 2.415-21.

Hart CL, Hole DJ, Smith GD. Influence of socioeconomic circumstances in early and later life on stroke risk among men in a scottish cohort study. *Stroke*, 2000; *31*: 2093-7.

Juonala M, Järvisalo MJ, Mäki-Torkko N *et al.* Risk factors identified in childhood and decreased carotid artery elasticity in adulthood: The Cardiovascular Risk in Young Finns Study. *Circulation*, 2005; *112*: 1.486-93.

Lawlor DA, Ronalds G, Macintyre S, Clark H, Leon DA. Family socioeconomic position at birth and future cardiovascular disease risk. Findings from Aberdeen Children of the 1950s Cohort Study. *American Journal of Public Health*, 2006; *96* (7): 1.271-7.

Lawlor D, Leon DA. Association of body mass index and obesity measured in early childhood with risk of coronary heart disease and stroke in middle age. Findings from the Aberdeen Children of the 1950s Prospective Cohort Study. *Circulation*, 2005; *111*: 1.891-6.

Lawlor DA, Martin RM, Gunnell D *et al.* Association of body mass index measured in childhood, adolescence, and young adulthood with risk of ischemic heart disease and stroke: findings from 3 historical cohort studies. *Am J Clin Nutr*, 2006; *83*: 767-73.

Lawlor DA, Ronalds G, Clark H, Smith GD, Leon DA. Birth weight is inversely associated with incident coronary heart disease and stroke among individuals born in the 1950s. Findings from the Aberdeen Children of the 1950s. Prospective Cohort Study. *Circulation*, 2005; *112*: 1.414-18.

Lawlor DA, Batty D, Clark H, McIntyre S, Leon DA. Association of childhood intelligence with risk of coronary heart disease and stroke: findings from the Aberdeen Children of the 1950s cohort study. *Eur J Epidemiol*, 2008; *23*: 695-706.

MacCarron MO, Smith GD, MacCarron P. Secular stroke trends: early life factors and future prospects. *Q J Med*, 2006; *99*: 117-22.

Osmond C, Kajantie E, Forsén TJ, Eriksson JG, David JP. Infant growth and stroke in adult life: The Helsinki Birth Cohort Study. *Stroke*, 2007; *38*: 264-70.

CAPÍTULO 8

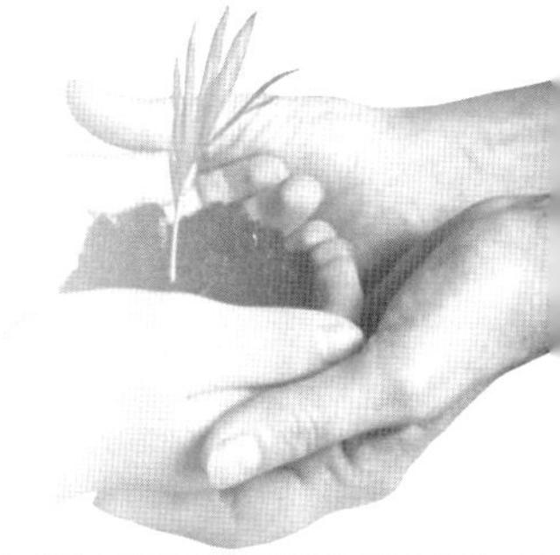

# Diabetes *Mellitus*

João Guilherme Bezerra Alves

## INTRODUÇÃO

O diabetes *mellitus* (DM), a doença endócrina mais comum na humanidade, está entre as 10 principais causas de morte no mundo. A Organização Mundial de Saúde (OMS) estima em mais de um milhão o número de mortes anuais por DM em todo o mundo. De acordo com a Organização Pan-Americana de Saúde (OPAS) o mundo vivencia uma verdadeira epidemia: 30 milhões de diabéticos em 1985, 177 milhões em 2000 e estimativa de 366 milhões em 2030. Nos últimos 15 anos, segundo a Centers for Disease Control and Prevention (CDC), o diabetes tipo 2 teve um aumento de cerca de 4,6% por ano nos Estados Unidos. O Censo Nacional de Diabetes Mellitus (CNDM) mostrou uma prevalência de 7,6% em nove capitais brasileiras entre 1986 e 1988. Dez anos depois, usando a mesma metodologia do CNDM, foi observada uma prevalência de 12,1% em São Paulo. Estima-se hoje no Brasil a existência de mais de 20 milhões de brasileiros diabéticos.

Outro importante dado epidemiológico é o aumento do número de pacientes jovens portadores da doença, até então considerada rara entre crianças e adolescentes. No Arizona, Estados Unidos, os índios Pima dos 15 aos 24 anos têm uma prevalência de DM de 1%. No Japão, a incidência na idade escolar passou de 0,2 para 7,6 por 100 mil indivíduos. O aumento da prevalência nesse grupo populacional tem sido explicado pelo incremento da obesidade.

Em relação à morbidade, o DM representa a quinta causa mais comum de internamento no Brasil, sendo também um forte impacto econômico no setor de saúde. Só nos Estados Unidos, os custos diretos e indiretos da doença ultrapassam a cifra dos 140 bilhões de dólares por ano. Na comunidade europeia, estima-se que 10% dos custos relacionados com a saúde são direcionados para o tratamento da doença. A sua elevada morbimortalidade é decorrente das complicações vasculares que têm início precocemente e atingem praticamente todo o organismo. A retinopatia diabética, por exemplo, é a segunda causa de cegueira do mundo. Entre os diabéticos, o risco de infarto agudo chega a ser 20 vezes maior do que na população em geral. A nefropatia diabética é responsável por cerca de 30% dos casos de insuficiência renal. O DM é a principal causa de amputação de membros.

O aumento da prevalência do DM em todo o mundo, especialmente nos países em desenvolvimento e entre as populações mais jovens, incluindo os adolescentes, não pode ser justificado exclusivamente em bases genéticas. O aumento da obesidade devido às mudanças dietéticas e aos hábitos sedentários de vida parece justificar, em parte, o importante crescimento nos últimos anos do número de indivíduos portadores de DM. Pretendemos apresentar alguns estudos que apontam para as origens nos primórdios da vida do DM e que também podem ter contribuído para o aumento dessa epidemia.

## EVIDÊNCIAS

O crescimento fetal é determinado por instruções genéticas adquiridas durante a concepção; entretanto, sofre diversas influências ambientais, especialmente as de origem nutricional e de oxigenação. Nesse período da vida, o organismo apresenta o potencial de se moldar a essas influências externas. Estudos em animais têm demonstrado que a adaptação fetal à subnutrição envolve alterações na produção hormonal e na sensibilidade dos tecidos à ação desses hormônios. Entre esses hormônios, a insulina desempenha um papel fundamental. Por meio da insulina, por exemplo, o feto pode redistribuir o débito cardíaco poupando o cérebro, assim como diminuir o metabolismo de determinados órgãos. Acontece que esses mecanismos de adaptação durante o desenvolvimento fetal levam a mudanças permanentes nas estruturas e funções dos órgãos. Em nível molecular, essas alterações da programação da célula refletem mudanças na expressão gênica na vida uterina, determinada pela disponibilidade de nutrientes que atuam diretamente na célula por meio de sinais hormonais.

Vários estudos ao longo dos últimos 20 anos têm sugerido que baixo peso ao nascer e/ou peso inferior ao percentil 5 para crianças até 1 ano de idade estejam fortemente relacionados com o desenvolvimento de intolerância à glicose na vida adulta. No início dos anos 90, em Hertfordshire, na Inglaterra, Hales *et al.* observaram 468 homens ainda vivos, nascidos entre 1920 e 1930, por meio da glicemia em jejum e com o teste de tolerância à glicose. Dessas pessoas, 93, que apresentaram alterações no teste de tolerância, tiveram menor peso ao nascer e com 1 ano de idade. A proporção de homens com o teste de tolerância à glicose alterado caiu progressivamente de 26% entre os que pesavam 8,1kg ou menos com 1 ano de idade para 13% entre os que pesavam 12,2kg ou mais. Todos esses achados foram independentes do índice corpóreo e apresentaram significância estatística. Observaram ainda um aumento da concentração plasmática da 32–33 *slipt* proinsulina, a qual é interpretada como um sinal de disfunção da célula β no pâncreas.

A prevalência de DM tipo 2 ou intolerância à glicose, pré-diabetes, diminuiu progressivamente de 40% para aqueles que pesaram menos de 2,5kg ao nascimento para 14% naqueles com peso de 4,31kg ou mais. Phillips *et al.* também fizeram essa mesma observação em pessoas de ambos os sexos aos 50 anos de idade. Baixo peso esteve associado com intolerância à glicose na vida adulta, o que sugere que a subnutrição na vida intrauterina leve a alterações hormonais e ao metabolismo fetal.

Rich-Edwards *et al.* no Nurses'Health Study também verificaram que o risco para DM tipo 2, após ajuste para o índice de massa corpórea (IMC) e da idade, estava inversamente relacionado com o peso ao nascer. Um dado importante nesse estudo foi a obtenção de informações sobre as condições socioeconômicas na infância e o estilo de vida na fase adulta. A associação do risco de diabetes com o peso ao nascer não sofreu grandes alterações com o ajuste dessas variáveis, o que evidencia a origem na vida intrauterina dos determinantes do DM.

Sabe-se que a vida intrauterina representa um importante período de desenvolvimento do pâncreas, especialmente para as células β produtoras de insulina. Hales afirma que uma das maiores consequências da alimentação inadequada do feto seja um desenvolvimento alterado do tecido pancreático, originando maior suscetibilidade ao surgimento do DM tipo 2.

Robinson *et al.*, em estudo com adultos de 59 a 70 anos de idade, verificaram que a glicemia 30 e 120 minutos após a administração de 75g de glicose era inversamente proporcional ao peso de nascimento. Esses mesmos achados foram observados estudando adultos mais jovens (18 a 25 anos). Esses resultados não levaram em conta a idade gestacional, o IMC, a estatura e a classe social. A interpretação desses dados foi atribuída aos efeitos, a longo prazo, dos fatores nutricionais que reduzem o crescimento fetal e o desenvolvimento do pâncreas endócrino e outros tecidos.

Nos índios Pima, população americana onde a frequência do DM tipo 2 chega a atingir 40% dos adultos, essa relação tem sido observada em pessoas de 20 a 30 anos de idade, com uma curva de distribuição em forma de U; elevados índices naqueles com baixo peso e nos macrossômicos, esses últimos vinculados ao diabetes materno. Mais recentemente, McCance *et al.*, estudando esses índios do Arizona, verificaram claramente uma associação do DM tipo 2 com o peso ao nascer. Mesmo levando em conta as variáveis que poderiam atuar como vieses, como as de ordem socioeconômica, um aumento temporal do DM, uma evolução do sistema de atenção à saúde ou mesmo o índice de massa corporal do indivíduo, por meio da análise pela regressão logística, continuaram a verificar de forma independente essa relação. Também a síndrome X, que cursa com aumento da pressão arterial, intolerância à glicose, dislipidemia e resistência à insulina, tem sido relacionada com o peso ao nascer.

Um estudo com gêmeos, por parte de Poulsen *et al.* (1997), na Dinamarca, evidenciou que aqueles portadores de DM tipo 2 na vida adulta tinham apresentado menor peso ao nascer quando comparados com seus irmãos monozigóticos e sem DM. Como os gêmeos monozigóticos são geneticamente idênticos, esse estudo reforça a hipótese dos efeitos do ambiente nos primórdios da vida sobre o desenvolvimento do DM tipo 2 na vida adulta.

Outra evidência veio do estudo da Holanda em sobreviventes da Segunda Guerra Mundial, que naquela época estavam na vida intrauterina. Nesse período a ingestão calórica diária era limitada a 400–800kcal. O curto período em que foi registrada essa epidemia de fome nesse país tornou possível o estudo dos indivíduos que estavam na vida fetal e, com isso, compará-los com indivíduos que nasceram no ano anterior ou posterior à epidemia de fome. Essas pessoas, por volta dos 50 anos de idade, apresentaram uma associação de baixo peso ao nascer e intolerância à glicose (Ravelli *et al.*, 1998). Uma outra análise desses dados revelou maiores alterações em relação à intolerância à glicose naqueles indivíduos que sofreram com a desnutrição no último trimestre da gravidez e que se tornaram adultos obesos (Ravelli *et al.*, 1999).

Caso os resultados desses estudos sejam confirmados, uma boa assistência à gestante com uma alimentação adequada, visando proporcionar um crescimento adequado ao feto e evitando, assim, o baixo peso ao nascer, seria uma medida de impacto em nível de prevenção primária do DM tipo 2.

## BIBLIOGRAFIAS

Barker DJ. The fetal origins of type 2 diabetes mellitus. *Ann Intern Med*, 1999; *130*: 322-4.

Barker DJ. The developmental origins of insulin resistance. *Horm Res*, 2005; *64* (Suppl. 3): 2-7.

Center for Disease Control and Prevention, National Center for Health Statistics. Crude and age-adjusted prevalence of diagnosed diabetes per 100 population, United States. Disponível em: http://www.cdc.gov/diabetes/statistic/prev/national/figage.htm

Hales CN, Barker DJ, Clark PM, Cox LJ, Fall C, Osmond C *et al.* Fetal and infant growth and impaired glucose tolerance at age 64. *BMJ*, 1991; *303*: 1.019-22.

Hales CN, Desai M, Ozanne SE, Crowther NJ. Fishing in the stream of diabetes: from measuring insulin to the control of fetal organogenesis. *Biochem Soc Tran*, 1996; *24*: 341-50.

Jaddoe VW. Fetal nutritional origins of adult diseases: challenges for epidemiological research. *Eur J Epidemiol*, 2008; *23* (12): 767-71.

Jones RH, Ozanne SE. Intra-uterine origins of type 2 diabetes. *Arch Physiol Biochem*, 2007; *113* (1): 25-9.

Malerbi DA, Franco LJ. Multicenter study of the prevalence of diabetes mellitus and impaired glucose tolerance in the urban Brazilian population aged 30-69 yr. The Brazilian Cooperative Group on the Study of Diabetes Prevalence. *Diabetes Care*, 1992; *15* (11): 1.509-16.

Phillips DI. Insulin resistance as a programmed response to fetal undernutrition. *Diabetologia*, 1996; *39*: 1.119-22.

Phillips DI. Birth weight and the future development of diabetes. A review of the evidence. *Diabetes Care*, 1998;*21* (Suppl 2): B150-5.

Poulsen P, Vaag AA, Kyvik KO, Moller Jensen D, Beck-Nielsen H. Low birth weight is associated with NIDDM in discordant monozygotic and dizygotic twin pairs. *Diabetologia*, 1997; *40*: 439-46.

Poulsen P, Vaag A. The intrauterine environment as reflected by birth size and twin and zygosity status influences insulin action and intracellular glucose metabolism in an age- or time-dependent manner. *Diabetes*, 2006; *55* (6):1.819-25.

Ravelli AC, van der Meulen JHP, Michels RJP, Osmond C, Barker DJP, Hales CN, Bleker OP. Glucose tolerance in adults after prenatal exposure to famine. *Lancet*, 1998; *351*: 173-7.

Torquato MT, Montenegro Júnior RM, Viana LA, de Souza RA, Lanna CM, Lucas JC, Bidurin C, Foss MC. Prevalence of diabetes mellitus and impaired glucose tolerance in the urban population aged 30-69 years in Ribeirão Preto (São Paulo), Brazil. São Paulo. *Med J*, 2003;*121* (6): 224-30.

Yajnik CS. Early life origins of insulin resistance and type 2 diabetes in India and other Asian countries. *J Nutr*, 2004; *134* (1): 205-10.

CAPÍTULO 9

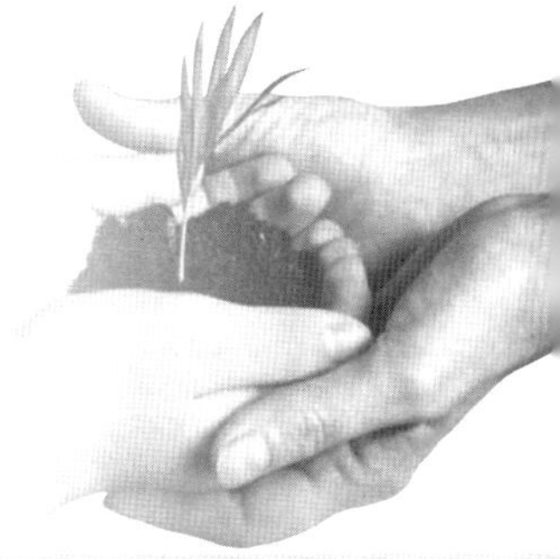

# Hipercolesterolemia

Everaldo de Franca

Vem sendo observado nos países industrializados um incremento geral nos níveis plasmáticos de colesterol e triglicerídeos de suas populações, fato que está relacionado com mudanças comportamentais de hábitos alimentares e estilo de vida. Estudos em populações de sociedades mais primitivas, como caçadores-coletores que migraram desde a Pré-História, para áreas industrializadas demonstram que elas passam progressivamente a apresentar maior ingestão calórica de gorduras animais, sal e de colesterol. Todos esses fatores de risco concorrem para o desenvolvimento da obesidade, hiperlipidemia, diabetes *mellitus* (DM) e hipertensão arterial (HA).

Embora o consumo de grande quantidade de gordura seja prejudicial à saúde, uma pequena quantidade é necessária para promover o crescimento, manter a temperatura corporal, pele saudável, auxiliar no transporte, absorção e estoque de algumas vitaminas essenciais ao nosso organismo (Leninguer *et al.*, 2002). O colesterol das gorduras é essencial para a formação de membranas celulares, vitamina D, hormônios e ácidos biliares. Porém, em níveis elevados pode comprometer a saúde do coração. De fato a gordura contém mais calorias por grama do que as proteínas e carboidratos e sua ingestão em excesso pode acarretar o aparecimento da hipercolesterolemia.

A hipercolesterolemia é uma afecção que se caracteriza pelos níveis elevados de colesterol no sangue. A quantidade de colesterol que circula no sangue ou que se acumula nas paredes das artérias tem sido relativamente bem estudada na população adulta. Entretanto, investigações interessantes tem sido realizadas na faixa etária infanto-juvenil. Moura *et al.* (2000) estudaram em Campinas, SP, 1.600 escolares com idades entre 7 e 14 anos. Ao considerarem a quantidade de colesterol encontrada no sangue acima de 170 mg/dL, constataram que 35% desses escolares apresentavam algum nível de hipercolesterolêmicos, dos quais 9,5% foram considerados como hipercolesterolemia grave. Dados de um estudo similar realizado no município de Florianópolis/SC em 2001 por Giuliano *et al.* (2005.a) identificaram em 1.053 escolares de 7 a 18 anos que 10% deles apresentaram hipercolesterolemia. Por outro lado, Martinez *et al.* (2003) observaram que 40% de uma outra amostra populacional de São Paulo apresentaram níveis de colesterol superior a 200 mg/dL. Essa pesquisa envolveu 81.262 jovens e adultos.

Estudando jovens de 12 a 19 anos do Rio de Janeiro, Teixeira *et al.* (2007) relatam que 31,2% desses adolescentes apresentavam concentrações de colesterol total sérico acima dos valores limítrofes; entretanto, utilizando pontos de cortes mais atualizados, apropriados para essa faixa etária, esses autores observaram que 26% dos meninos e 33% das meninas apresentavam níveis de colesterol total (CT) acima dos valores limítrofes. Apesar da diferença de valores observada entre os meninos após a aplicação de outros critérios, o percentual de jovens com hipercolesterolemia ainda deve ser motivo de preocupação.

Um resultado de pesquisa mais recente da Universidade Estadual de Campinas (Unicamp), realizada entre 2000 e 2007 com 1.937 crianças e adolescentes de ambos os sexos, entre 2 e 19 anos, atendidos no Hospital das Clínicas, constatou que 44% deles apresentaram índices elevados de colesterol total e 36% elevados níveis de LDL (*low density lipoprotein*).

França e Alves (2006) constataram que cerca de 15% a 24% de crianças e adolescentes pernambucanos apresentavam níveis limítrofes desejáveis de colesterol no sangue, dos quais 6% apresentaram níveis elevados de colesterol total e 10% de colesterol LDL (acima do percentil 95).

Tudo indica que, quantos mais elevados os níveis plasmáticos do colesterol em uma população, maiores os riscos de doença cardiovascular. A mortalidade por doença coronariana na hipercolesterolemia familiar, entre gêmeos homozigóticos, por exemplo, chega a ser cinco a seis vezes maior do que na população em geral. Por outro lado, a recíproca parece ser verdadeira, ou seja, a diminuição dos níveis de colesterol circulante, por meio de controle dietético ou do emprego de medicações, é acompanhado de redução da frequência da doença cardíaca sistêmica (DCI). Essa é a denominada *hipótese colesterol*, alicerçada em trabalhos de ordem epidemiológica, genética, bioquímica e clínica. Segundo o Lipid Research Clinics Program, a redução de 1% no nível plasmátivo do colesterol se faz acompanhar de uma redução de 2% na incidência de doença coronariana.

Vejamos alguns exemplos de estudos que parecem comprovar a *hipótese colesterol*. Estudo duplo-cego e controlado, conduzido em 4.000 pacientes com hipercolesterolemia acompanhados durante 7 anos, fazendo uso de forma randomizada de dieta com baixos teores de colesterol e colesteramina (substância que reduz a absorção intestinal do colesterol) ou dieta pobre em colesterol associada a um placebo, detectou significativa redução do risco de doença coronariana no grupo que usou a colesteramina. Também um estudo do National Heart, Lung, Blood Institute verificou em pacientes com aterosclerose coronariana avançada uma redução significante das alterações vasculares, observadas pelo estudo angiográfico, com a redução dos níveis de colesterol circulante, diferentemente de um grupo não tratado. O Bogalusa Heart Study detectou elevação dos níveis plasmáticos do colesterol total e LDL, associado a estrias gordurosas em aorta, independentemente do sexo, idade e raça.

No estudo de Hertfrodshire, num subgrupo de 495 homens ainda vivos, foi verificado que aqueles amamentados durante os primeiros 12 meses de vida apresentavam níveis mais elevados de colesterol total, LDL (colesterol ruim) e apolipoproteína B. Maiores concentrações foram observadas naqueles que nasceram com maior peso. Entretanto, aqueles que não foram amamentados tiveram uma maior taxa de mortalidade – 95 – para doença cardíaca isquêmica (DCI) e uma concentração sérica mais elevada de colesterol total, LDL e apolipoproteína B. Scharott *et al.* observaram uma maior mortalidade por doença cardiovascular nos familiares de crianças que apresentavam um colesterol sérico acima do percentil 95 para o sexo e idade do que os controles. Diante desses relatos, parece razoável afirmar que os diferentes métodos de alimentação da criança podem programar o seu metabolismo de lipídeos durante toda a vida.

As mudanças, entre elas alimentares, que vêm ocorrendo nas sociedades dos países em desenvolvimento são acompanhadas de modificações importantes no perfil de morbimortalidade. O Brasil, por exem-

exemplo, além de ainda enfrentar o problema das doenças infecciosas e parasitárias, agora defronta-se com as doenças crônicas, de alto custo social e mais difícil prevenção.

Além de ser um agente etiológico da DCI, a hipercolesterolemia é também um dos fatores envolvidos no desenvolvimento da aterosclerose, devido ao acúmulo de colesterol nas paredes das artérias, tendo como consequência um aumento na pressão arterial, por exemplo. Embora qualquer artéria possa ser afetada, a aorta, as coronárias e os vasos cerebrais são os principais vasos das placas de ateroma, levando ao infarto do miocárdio e ao infarto cerebral (Azizi *et al.*, 2003).

A cardiopatia isquêmica representa atualmente o maior desafio da cardiologia mundial e, certamente, um dos mais relevantes campos de trabalho em todo o contexto da Medicina. O controle de suas proporções hoje, verdadeiramente epidêmicas, tem sido a meta de muitos desenvolvimentos científicos, rapidamente incorporados à prática médica, para o diagnóstico precoce e a prevenção consequente de suas complicações clínicas: morte súbita, anginas, infarto miocárdico e insuficiência cardíaca.

Vários fármacos e algumas doenças estão associados à hipercolesterolemia; no entanto, para a grande maioria dos pacientes, a causa da hipercolesterolemia parece ser o estilo de vida ocidental, com uma dieta de alta concentração de gordura que só piora quando há um genótipo suscetível. Entretanto, é importante verificar se o paciente apresenta hipotireoidismo não tratado, doença renal ou hepática, uma vez que essas doenças podem elevar os níveis de colesterol no sangue. Além disso, progestinas, esteroides anabolizantes e glicocorticoides podem ser responsabilizados por esse aumento.

A *isquemia*, uma diminuição na fonte de sangue a um órgão corporal ou tecido, é o termo médico apropriado para a circulação sanguínea reduzida ao coração. Em 2001, a DIC foi a segunda principal causa de morte no Brasil, precedida pelas doenças cerebrovasculares (MS, 2004). As doenças cardiovasculares no nosso país em 2002 foram responsáveis por 31% dos óbitos e, entre eles, mais de 60% aconteceram em decorrência das doenças cerebrovasculares e da DCI, essa última ocupando o primeiro lugar na mortalidade em Estados como São Paulo e Rio Grande do Sul (Abreu *et al.*, 2007).

Um estudo com base em inquérito familiar realizado em 15 capitais brasileiras e no Distrito Federal (MS, 2004) revelou que a prevalência total da DCI variou de 2,9% a 6,7%, com diferenças não significantes por sexo, onde nos homens variou de 2,3% a 6,3%, enquanto nas mulheres de 2,6% a 7,4% entre 2002 e 2003. Com relação às faixas etárias, entre 25 e 39 anos a prevalência geral das DCI foi inferior a 2,4% destacando-se alta prevalência para essa faixa etária em Manaus e Natal, com 2,4% e 3,4%, respectivamente. Entre 40 e 59 anos verificou-se que 13 capitais apresentaram prevalência inferior a 5,6%, com destaque para Vitória, Rio de Janeiro e Porto Alegre, que foram as únicas capitais a apresentar prevalência de DCI 6,2%≤7,2%, bem diferente do que se observou entre os idosos, ou seja, aqueles com mais de 60 anos, cuja prevalência dessas doenças variou de 8,5% a 20,5% em Vitória, destacando-se também Campo Grande com 17,4%. Como o número de entrevistados nesse estudo variou bastante, há que se ter cautela na interpretação dos dados (MS, 2004).

As doenças cardiovasculares contribuem significativamente como grupo causal de mortalidade em todas as regiões brasileiras. A região Sudeste, por exemplo, possui o maior coeficiente de mortalidade por doenças do aparelho circulatório (207 mortes por 100 mil habitantes), enquanto a média brasileira é de 169 mortes/100 mil habitantes, fazendo com que o ônus econômico das doenças cardiovasculares crescesse exponencialmente nas últimas décadas (Castro *et al.*, 2004). Segundo esses pesquisadores, entre 1991 e 2000, os custos hospitalares atribuídos às doenças cardiovasculares aumentaram cerca de 176%.

Esses números podem ser muito mais significativos quando se observa o custo que o SUS tem com as internações (por exemplo, 3,3% delas haviam sido por DCI em 1997, mas no Estado do Rio de Janeiro esse gasto relativo foi de 4,6% entre 1999 e 2003 [SOCERJ 2004, Oliveira *et al.*, 2006]). Nesse mesmo período, o número total de internações por DCI pagas pelo SUS tanto em hospitais públicos quanto privados se elevou de 1,2% para 1,6% com percentual de mortalidade nas internações estimado em 7,5% (Oliveira *et al.*, 2006). Esses dados não incluem os casos de DCI em que não houve internações nem os atendimentos fora do SUS.

Já existem várias propostas, tanto de prevenção primária quanto secundária, em relação à colesterolemia na infância e riscos de afecções cardiovasculares na vida adulta. A American Heart Association vem recomendando para crianças acima de 2 anos de idade uma ingesta diária de colesterol inferior a 300mg/dia, o que limita, por exemplo, o seu consumo de ovos para 2 a 3 unidades por semana. Enfatiza o consumo para crianças de carnes magras ou peixes e desestimula as carnes gordurosas. Orienta ainda para uma maior oferta de frutas e vegetais, nunca se esquecendo, porém, de procurar manter controlado o crescimento da criança.

O National Cholesterol Education Program *(NCEP)* elaborou rotinas para detecção e tratamento da hipercolesterolemia e outras hiperlipidemias, consistindo inicialmente em dosar o colesterol plasmático em adultos jovens e crianças pertencentes a famílias de risco. São consideradas crianças de risco aquelas com história familiar de coronariopatia precoce (<55 anos de idade) ou hipercolesterolemia familiar. Já para Chandra, todas as crianças de 4 a 7 anos de idade deveriam ter aferidos os seus níveis de colesterol plasmático. Para aqueles com níveis acima de 200mg/dL, orienta a realização de um perfil completo das lipoproteínas.

A hipercolesterolemia deriva de vários fatores, incluindo hábitos alimentares inadequados que se vão adquirindo ao longo da vida, mas também tem um componente genético, com a alteração em vários genes responsáveis por enzimas, proteínas e receptores envolvidos nas rotas metabólicas do colesterol. Nesse caso, as alterações apresentam duas formas de transmissão: autossômica dominante ou recessiva. No que se refere ao componente genético responsável pela hipercolesterolemia, podem ser diferenciados três tipos autossômicos dominantes que levam a enfermidades com quadro clínico idêntico e mesmo padrão de herdabilidade (em que apenas um dos genes dos progenitores apresenta a mutação) e 1 tipo recessivo como segue:

- *Hipercolesterolemia autossômica dominante clássica* ou simplesmente hipercolesterolemia familiar (FH) – Essa afecção consiste numa mutação no gene do receptor das LDL, o LDLR, localizado no cromossomo 19 (19p13.1-3). A forma heterozigótica é mais frequente na população em geral (1:500) e a forma homozigótica é rara (1:1.000.000). Nota-se que as mutações mais comuns no gene LDLR acontecem sempre no exon 4. Embora amplamente distribuídos, são nas membranas das células hepáticas que se situam 75% dos receptores responsáveis pela internalização das LDLs, proteínas transportadoras de colesterol na forma de ésteres de colesterol, cuja hidrólise vai inibir sua síntese endógena. Com a mutação no gene do receptor da LDL não acontece seu reconhecimento, aumentando não só a quantidade de colesterol em circulação, mas também sua produção intracelular. Nesse caso, o colesterol na circulação sanguínea pode ser aumentado em até cinco vezes ao estabelecido como quantidade normal, mas habitualmente os indivíduos afetados apresentam valores de colesterol total acima de 300mg/dL.

Entretanto, além desse parâmetro laboratorial, a FH, que afeta igualmente ambos os sexos, também se manifesta por meio de alterações físicas, como xantomas tendinosos, mais comuns nas articulações dos dedos, podendo atingir também as pálpebras (Issa *et al.*, 2000). Vale lembrar que crianças com colesterol elevado numa família e/ou a existência de doença coronária prematura em qualquer membro da família aumentam a probabilidade do diagnóstico de hipercolesterolemia familiar.

- *Hipercolesterolemia autossômica dominante Tipo B* – A LDL é constituída de éster de colesterol, fosfolipídeos e apolipoproteína B-100, que é responsável pela ligação da LDL ao seu receptor na membrana dos hepatócitos. Essa afecção é devida a uma mutação no gene responsável pelo domínio de ligação no cromossomo 2p24 da apoB-100 que se liga na LDL, diminuindo sua internalização. Desse modo, os níveis de colesterol total e de LDL são mais baixos quando comparados com a FH, sendo, por isso, as suas consequências menos graves.

  A mais comum das mutações observada nesse gene são R3500Q (troca de arginina pela glutamina), R3500W (troca de arginina pelo triptofano), R3531C (troca de arginina por cisteína), Q3405E (troca de glutamina por glutamato), R3480P (troca de arginina por prolina), N3516K (troca de asparagina por lisina) e T3492I (troca de treonina por isoleucina), alterações essas no domínio de ligação já referido (Forti *et al.*, 2003). É importante lembrar que cerca de 30% dos pacientes clinicamente diagnosticados como FH não apresentam mutações nos genes do LDLR nem da APOB.
- *Hipercolesterolemia autossômica dominante 3* ou FH3 – Em 2004 foi descoberto outro gene associado ao fenótipo de hipercolesterolemia familiar. Essa afecção ocorre devido a uma mutação no gene PCSK9 (*protein convertase subtilisin/kexin type 9*), situado no cromossomo 1p34-32 (Maxwel e Breslow, 2005). A mais importante mutação nesse gene é a D374Y, no exon 4. A função normal desse gene é induzir a degradação dos receptores de LDL

após sua internalização. Por outro lado, uma mutação que leve a superexpressão do gene PCSK9 acarreta o decréscimo do número de receptores cujo resultado é a diminuição na internalização do colesterol e, consequentemente, acúmulo na corrente sanguínea. Portanto, a FH3 não está relacionada nem com o receptor de LDL nem com a apoB-100, porém sua sintomatologia é semelhante à FH, mas com duas diferenças: a idade de manifestação clínica é mais tardia e os níveis de triglicerídeos circulantes são sempre mais baixos quando comparados com a FH.

- *Hipercolesterolemia autossômica recessiva (ARH)* – Essa afecção ocorre devido a uma mutação no gene situado no cromossomo 1p36-35 responsável pela proteína ARH, que possui um domínio de ligação (PTB) que interage com a parte citoplasmática do receptor da LDL, essencial para sua internalização. Quando há a mutação, ocorre a inibição da captação de LDL para o interior da célula (Garcia *et al.*, 2001).

  Diferente dos tipos anteriores, o aparecimento dessa doença em um paciente requer que ele herde de ambos os genitores o gene mutado. Essa é uma afecção rara e, quando apenas um dos genes que o indivíduo herdou é mutado, ele não apresenta alterações lipídicas significantes, ou seja, os indivíduos heterozigotos não apresentam hipercolesterolemia (ao contrário do que acontece com os pacientes heterozigotos para a FH), enquanto os indivíduos com os dois genes (homozigotos) da proteína ARH mutados são severamente afetados, cujos níveis de colesterol elevados estão presentes desde o nascimento.

Esses tipos de hipercolesterolemia são causas genéticas bem definidas que podem se tornar mais graves ainda, dependendo dos fatores de riscos associados. Entretanto, um outro grupo de pacientes hipercolesterolêmicos pode apresentar mutações em vários outros genes (hipercolesterolemia poligênica), como, por exemplo, APOA, APOC, APOE, PON, CETP, LCAT, LPL, EPCR, ACE, MTHFR, IL-6, MMP, TNF, FG, PAI-1 e ABCG5, que podem influenciar o metabolismo das gorduras, no processo inflamatório ou na coagulação sanguínea e, consequentemente, aumentando o risco para o desenvolvimento de doenças cardiovasculares (Vieira, 2005). A hipercolesterolemia poligênica é a forma mais comum de elevação da concentração sérica de colesterol. Geralmente, a condição se manifesta como uma hipercolesterolemia moderada (240-350 mg/dL) e com concentrações séricas de triglicerídeos dentro do intervalo de referência. Notar que os xantomas tendinosos não estão presentes em pessoas com hipercolesterolemia poligênica. É bom salientar que, nesses casos, a gravidade do quadro clínico depende muito da região da proteína afetada por tal mutação. Mutações nesses genes podem ser utilizadas na identificação de marcadores genéticos da doença arterial coronariana (DAC).

De todos os casos de hipercolesterolemia, 85% são do tipo FH, 3% do tipo B, 3% do tipo FH3 e os demais casos correspondem a 9%. Entretanto, de todos os casos, apenas 20% são diagnosticados e cerca de 10% são tratados adequadamente.

Os fármacos geralmente usados como terapêutica farmacológica são as estatinas, cuja função primordial é a inibição da enzima HMG-CoA redutase, que interfere no metabolismo do colesterol no fígado. As estatinas reduzem a mortalidade cardiovascular e a incidência de eventos isquêmicos coronários agudos, necessidade de revascularização do miocárdio, bem como a incidência de acidente vascular encefálico (AVE) (Sposito *et al.*, 2007). As estatinas devem ser administradas por via oral, em dose única diária, preferencialmente à noite para os fármacos de curta meia-vida ou em qualquer horário naqueles com meia-vida maiores. Exemplos de estatinas são a sinvastatina, lovastatina e rosuvastatina, utilizada para a normalização dos níveis plasmáticos de LDL e regressão de xantomas (Giuliano e Caramelli, 2008).

A Academia Americana de Pediatria recomenda aos seus pediatras que, para todas as crianças com idade acima de 2 anos, se procure adequar uma dieta com 30% das calorias totais provenientes de gorduras, sendo que, dessas, no máximo 10% de ácidos graxos saturados. Limita a ingestão diária de colesterol em até 300mg. Chama atenção para que dietas com baixo teor de gordura não sejam prescritas para menores de 2 anos de idade, com a finalidade de não prejudicar o seu crescimento, especialmente do sistema nervoso central. É nessa faixa etária que o cérebro humano desenvolve mais de 90% de todo o seu crescimento.

A abordagem infanto-juvenil da hipercolesterolemia é tão importante que há anos o National Cholesterol Education Program (NCEP) definiu os níveis de colesterol total considerados aceitáveis (abaixo de 170mg/dL) ou elevados (acima ou igual a 200mg/dL) para crianças norte-americanas. No caso do Brasil, a abordagem infanto-juvenil da hipercolesterolemia para a nossa realidade é tão urgente que em 2005 a Sociedade Brasileira de Cardiologia lançou a I DIRETRIZ DE PREVENÇÃO DA ATEROSCLEROSE NA INFÂNCIA E NA ADOLESCÊNCIA (Giuliano *et al.* 2005b). Essa diretriz visa estabelecer medidas profiláticas e formas de tratamento adequadas para a redução dos níveis de colesterol circulante no sangue. Além disso, são propostos, pela primeira vez no Brasil, valores de referência apropriados por faixa etária (Quadro 9-1) e recomenda ainda que toda criança, a partir de 10 anos de idade, deva ter uma determinação do CT por meio de exame em sangue capilar da polpa digital. As crianças e adolescentes que apresentarem CT >150mg/dL e <169mg/dL deverão ter seus pais orientados em relação a medidas de mudança contínua de estilo de vida, devendo ter esse exame repetido anualmente; enquanto as crianças com CT >170mg/dL deverão ser submetidas a uma análise completa de lípideos, após jejum de 12 horas.

Em alguns casos específicos deve-se solicitar perfil lipídico para crianças com idade inferior a 10 anos, tais como pais ou avós com história de aterosclerose precoce; parentes de primeiro grau com valores de colesterol total 240mg/dL e de triglicérides 400mg/dL; outros fatores de risco, como diabetes *mellitus*, infecção pelo HIV, síndrome nefrótica e lúpus eritematoso sistêmico; história positiva de pancreatite aguda, xantomas eruptivos, arco corneano palpebral, xantomas em tornozelos, face dorsal das mãos e joelhos, bem como história familiar desconhecida.

A hipercolesterolemia não é o único fator de risco independente para a aterosclerose e a DCI. O tabagismo, a hipertensão arterial, a obesidade, o sedentarismo e a diabetes *mellitus* também o são. Entretanto, as

**Quadro 9-1** Valores de referência lipídica propostos para a faixa etária de 2 a 19 anos

| Lipídeo (mg/dL) | Desejável (mg/dL) | Limítrofe (mg/dL) | Elevado (mg/dL) |
|---|---|---|---|
| CT | <150 | 150-169 | ≥170 |
| LDL | <100 | 100-129 | ≥130 |
| HDL | ≥45 | | |
| TG | <100 | 100-129 | ≥130 |

CT = colesterol total; LDL = colesterol LDL;
HDL = colesterol HDL; TG = triglicerídeos

lesões vasculares coronarianas parecem ser reversíveis com o tratamento adequado da hipercolesterolemia até a terceira ou quarta década de vida. Cabe aos profissionais de saúde que tratam esses pacientes rastrear os fatores de risco para doenças cardiovasculares e suas manifestações clínicas iniciais, objetivando prevenção e tratamento precoce a fim de minimizar os danos causados. Um tratamento mais precoce na infância, época em que essas afecções principiam, deve aferir um maior sucesso terapêutico. De qualquer forma, é importante que todos os familiares de primeiro grau de um indivíduo identificado com hipercolesterolemia conheçam os seus valores de colesterol circulantes no sangue.

Para o tratamento da hipercolesterolemia é essencial que o indivíduo mantenha continuamente uma prática diária de exercício físico, uma alimentação saudável, com baixo teor de gordura saturada, especialmente gordura de origem animal, ou seja, evitar alimentos como manteiga, carne vermelha, ovos e leite em excesso. Uma dieta saudável deve incluir fibras, vegetais, frutas, sendo igualmente fundamental abstinência ao fumo e álcool (Giuliano *et al.*, 2005b, Giuliano e Caramelli, 2008).

## BIBLIOGRAFIAS


Abreu GP, Medronho RA, Escosteguy CC. Análise dos Óbitos por Doença Isquêmica do Coração em Idosos. *Rev SOCERJ*, 2007; *20* (3): 226-32.

Azizi MAA, Araujo UCM, Filho AK, Silveira HJ, Azizi PCA. Formação da Placa de Ateroma. Sociedade Brasileira de Angiologia e Cirurgia Vascular, regional Rio de Janeiro. 2003. Acessado em 31/3/09. http://www.sbacvrj.com.br/paginas/revistas/pdf/2003/02/Ateroma.pdf.

Castro LCV, Franceschini SCC, Priore SE, Peluzio MCG. Nutrição e doenças cardiovasculares: os marcadores de risco em adultos. *Rev Nutr*, 2004; *17* (3): 369-77.

Faria EC, Dalpino FB, Takata R. Lípides e lipoproteínas séricos em crianças e adolescentes ambulatoriais de um hospital universitário público. *Rev Paul Pediatr*. São Paulo. 2008; *26* (1): 54-8.

Forti N, Salazar LA, Diament J, Giannini SD, Hirata MH, Hirata RDC. Alterações Genéticas e Colesterolemia: Recentes Estudos Brasileiros. *Arq Bras Cardiol* 2003; *80* (5): 565-71.

Franca E, Alves JGB. Dislipidemia entre crianças e adolescentes de Pernambuco. *Arq Bras Cardiol*, 2006; *87* (6): 722-7.

Garcia, C. K., Wilund, K., Arca, M., Zuliani, G., Fellin, R., Maioli, M., Calandra, S., Bertolini, S., Cossu, F., Grishin, N., Barnes, R., Cohen, J. C., and Hobbs, H. H. Autosomal recessive hypercholesterolemia caused by mutations in a putative LDL receptor adaptor protein. *Science* 292, 2001; 1.394-8.

Giuliano ICB, Caramelli B. Dislipidemias na infância e na adolescência. *Pediatria* (São Paulo) 2008; *29* (4): 275-85.

Giuliano ICB, Caramelli B, Pellanda L *et al.* Sociedade Brasileira de Cardiologia: I Diretriz de prevenção da aterosclerose na infância e na adolescência. Arq Bras Cardiol 2005b;*85* (VI): 1-36.

Giuliano ICB, Coutinho MS, Freitas SF, Pires MM, Zunino JN, Ribeiro RQ. Lípides séricos em crianças e adolescentes da rede escolar de Florianópolis - Estudo Floripa Saudável 2040. *Arq Bras Cardiol*, 2005a; *85* (2): 85-91.

Issa JS, Garrido AJr, Giannini SD, Forti N, Diamente J, Pinotti HW. Evolução clínica de pacientes com hipercolesterolemia familiar e doença coronária submetidas à derivaçäo ileal parcial. *Arq Bras Cardiol* 2000; *75* (1): 49-58.

Lehninger, AL. Princípios de Bioquímica – 4ª ed. Ed. Sarvier, 2006.

Martinez TLR, Santos RD, Armaganijan D *et al.* Campanha Nacional de Alerta Sobre o Colesterol Elevado. Determinação do Nível de Colesterol de 81.262 Brasileiros. *Arq Bras Cardiol*, 2003; *80* (6): 631-4.

Maxwell KN, Breslow JL. Proprotein convertase subtilisin kexin 9: the third locus implicated in autosomal dominant hypercholesterolemia. *Curr Opin Lipidol*, 2005; *16*: 167-72.

MS. Ministério da Saúde. Secretaria de Vigilância em Saúde. Departamento de Análise de Situação de Saúde. Saúde Brasil 2004 – uma análise da situação de saúde. *Inquérito Domiciliar sobre Comportamentos de Risco e Morbidade Referida de Doenças e Agravos não Transmissíveis. Brasil, 15 capitais e Distrito Federal, 2002–2003.* Brasília: Ministério da Saúde, 2004. 364 p. (Série G. Estatística e Informação em Saúde). Disponível em http://www.inca.gov.br/inquerito/docs/isquemicas_coracao.pdf, acesso em 02/03/2009.

Moura EC, de Castro CM, Mellin AS, de Figueiredo DB. Perfil lipídico em escolares de Campinas,SP, Brasil. *Rev Saúde Pública*, 2000; *34* (5): 499-505.

Oliveira GMM, Klein CH, Souza e Silva NA, Godoy PH, Fonseca TMP. Letalidade por Doenças Isquêmicas do Coração no Estado do Rio de Janeiro no período de 1999 a 2003. Fiocruz. *Arq Bras Cardiol*, 2006; *86* (2).

SOCERJ – Sociedade de Cardiologia do Estado do Rio de Janeiro. Fórum: Mortalidade Hospitalar no Infarto Agudo do Miocárdio e nos Procedimentos de Alta Complexidade Relacionados à Doença Coronariana no Estado do Rio de Janeiro. 21º Congresso de Cardiologia da SOCERJ – Rio de Janeiro – Junho de 2004.

Sposito AC, Caramelli B, Fonseca FAH *et al.* IV Diretriz Brasileira Sobre Dislipidemias e Prevenção da Aterosclerose. Departamento de Aterosclerose da Sociedade Brasileira de Cardiologia. Arquivos Brasileitos de Cardiologia – Volume 88, Suplemento I, Abril 2007.

Teixeira MH, Veiga GV, Sichieri R. Consumo de gordura e hipercolesterolemia em uma amostra probabilística de estudantes de Niterói, Rio de Janeiro. *Arq Bras Endocrinol Metab*, 2007; *51* (1): 65-71.

Vieira JRS. Hipercolesterolemia e Risco Genético para Doença Arterial Coronária. *NewsLab* – edição 72 – 2005; 116-30.

CAPÍTULO 10

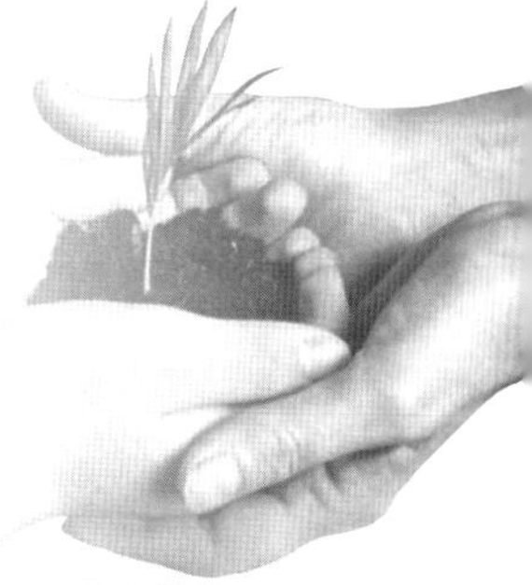

# Obesidade

João Guilherme Bezerra Alves

## INTRODUÇÃO

A obesidade, segundo a Organização Mundial de Saúde (OMS), representa o principal problema de saúde pública no mundo neste início de século. Atualmente, a OMS estima em mais de 1,6 bilhão as pessoas no mundo com excesso de peso, índice de massa corpórea (IMC) acima de 25kg/m$^2$, e 400 milhões de obesos, com o IMC acima de 30kg/m$^2$. Nos Estados Unidos, a prevalência geral do excesso de peso e/ou obesidade atinge um em cada três americanos. Também entre crianças e adolescentes, a frequência de excesso de peso é elevada, atingindo 25% a 30% da população americana.

A obesidade vem apresentando maior crescimento entre os países em desenvolvimento quando em comparação com os países ricos. No Brasil, estima-se que há 70 milhões de portadores de excesso de peso, dos quais 35 milhões são obesos.

A obesidade é definida como o acúmulo de tecido adiposo, sendo considerada uma doença crônica que está associada com a elevação das taxas de morbimortalidade. A comorbidade associada com a obesidade é elevada e representa alta mortalidade: doença coronariana, diabetes tipo 2, câncer do endométrio, de mama e do cólon, hipertensão arterial (HA), doença vascular cerebral (DVC), dislipidemia, doença do fígado e da vesícula biliar, apneia do sono e distúrbios respiratórios, osteoartrites, problemas ginecológicos (infertilidade), entre outros.

Estima-se que a obesidade seja responsável por 2% a 7% dos gastos de assistência à saúde. Também são importantes os custos relacionados com a queda de produtividade.

A obesidade na infância também é acompanhada de substancial morbidade como: HA, intolerância à glicose, alterações do metabolismo do colesterol, problemas ortopédicos e importante disfunção psicossocial. A obesidade na infância também está associada com obesidade na vida adulta (50% a 65% dos adultos obesos também eram crianças ou adolescentes obesos), sendo de difícil controle, podendo provocar morte súbita, diabetes *mellitus*, HA e colelitíase.

Até hoje não existe uma hipótese única para explicar a obesidade. O fator genético, um baixo metabolismo individual (taxa metabólica em repouso – TMR) e um balanço positivo entre a ingestão calórica e o gasto energético são alguns dos fatores etiológicos. O fato de grande número dos adultos obesos já apresentar obesidade desde criança apoia a tese de que ela tenha início na infância. Sabe-se que o número de adipócitos é imutável nos adultos, não regredindo em número, mas apenas em tamanho quando os obesos conseguem reduzir o seu peso. Esse número de células adiposas é determinado nos primeiros anos de vida, em que parece existir um "período crítico", no qual fatores exógenos, principalmente a alimentação, podem atuar na determinação de seu número. Parece assim que uma superalimentação durante a infância pode induzir um maior número de células adiposas, predispondo o indivíduo a excesso de peso. É objetivo deste capítulo rever algumas evidências que apontam as origens da obesidade nos primórdios da vida.

## EVIDÊNCIAS

Existem fortes evidências de que uma alimentação deficiente durante a gestação acarreta recém-nascidos com baixo peso. O que os estudos epidemiológicos, clínicos e experimentais estão também comprovando é que esses neonatos, na vida adulta, terão maiores chances de ser obesos e de apresentar distúrbios metabólicos. Ravelli *et al.* verificaram que a geração nascida durante a Segunda Guerra Mundial na Holanda, cujas mães durante a gestação passaram por privação nutricional durante o inverno daquele ano, teve maior risco de apresentar excesso de peso ou obesidade na vida adulta. Estudos em animais, como em ovelhas, cujo modelo de acúmulo de gordura abdominal se aproxima ao do homem, mostram aumento da adiposidade na idade adulta quando suas mães ficam expostas à restrição alimentar durante a gestação.

Outros estudos também têm apontado que uma rápida velocidade de crescimento no primeiro ano de vida, nessas crianças que nasceram com baixo peso, representa importante fator de risco para a obesidade na vida futura. Estudos em camundongos mostraram que animais submetidos a privação nutricional na vida intrauterina e que tiveram um rápido *catch-up*, imediatamente no período pós-natal, desenvolveram obesidade e intolerância à glicose aos 6 meses de idade. Diferentemente, aqueles animais que continuaram em restrição alimentar no período pós-natal imediato não desenvolveram obesidade e nem intolerância à glicose na vida adulta.

Outros estudos usando a leptina (hormônio que tem um papel na regulação do peso e do apetite), em animais com subnutrição fetal, mostraram que o risco de obesidade e intolerância à glicose era diminuído na vida adulta. Esses trabalhos mostram que existe um importante período de plasticidade no desenvolvimento do organismo durante a vida intrauterina e o período pós-natal precoce, cujas influências podem levar a alterações metabólicas permanentes.

Vários estudos têm apontado uma associação entre tabagismo materno durante a gestação e obesidade nesses filhos. O estudo americano *Perinatal Project*, que envolveu 34.866 crianças, ao comparar o IMC das crianças do primeiro ao oitavo ano de vida, entre aquelas mães que fumaram durante a gravidez com as não fumantes, observou algumas diferenças. O peso ao nascer foi menor entre os filhos das mães fumantes; entretanto, com o crescimento das crianças, essa relação foi invertida, especialmente entre as meninas. Também o estudo inglês de coorte do ano de 1958, que investigou a influência do tabagismo materno no período gestacional sobre o IMC dessa prole aos 33 anos de idade, encontrou resultados semelhantes ao estudo americano. O risco de obesidade aumentava com a idade dos filhos das mães que fumaram durante a gravidez, sugerindo que a associação do tabagismo na gestação com obesidade na prole se consolide com o passar do tempo. Mesmo com a análise dos fatores de confusão, considerando outras variáveis que influenciam o desenvolvimento da obesidade, não foram observadas modificações nos achados desse estudo.

Um outro estudo de coorte, dessa vez realizado na Alemanha e envolvendo 6.483 indivíduos, também chegou a essa mesma conclusão:

fumar durante a gestação aumenta o risco de obesidade nessa prole durante a sua infância. Esse estudo também apontou que esse risco é dose-dependente, ou seja, quanto mais a mãe fuma, mais aumenta o risco de obesidade no seu filho. Essa relação, também nesse estudo, não pode ser explicada pelas variáveis de confusão. Mais recentemente, Oken *et al.* verificaram em estudo de coorte com 746 gestantes que os filhos de mães fumantes durante a gravidez apresentavam maior risco de adiposidade central e maiores níveis de pressão arterial aos 3 anos de idade. Desse modo, parece verdadeira a hipótese de que o tabagismo durante a gestação seja um fator de risco para obesidade, tanto na infância como na vida adulta dos filhos.

Outro fator de risco estudado para o desenvolvimento de obesidade na infância é o ganho ponderal materno durante a gestação. Vários estudos têm mostrado uma associação positiva entre essas duas variáveis, ou seja, quanto maior o ganho ponderal durante a gravidez, maior o risco de esse filho vir a ser obeso. O estudo americano *Project Viva*, que envolveu 1.044 mães com seus respectivos filhos, observou que um maior ganho ponderal durante a gestação estava associado com maior IMC na idade escolar. Também um estudo realizado em Portugal envolvendo 4.845 crianças mostrou que entre aquelas mães com ganho ponderal excessivo durante a gestação (>16kg), seus filhos apresentavam maior risco de excesso de peso e obesidade entre a idade de 6 e 12 anos. Um recente estudo australiano, envolvendo 2.432 indivíduos, também mostrou essa associação, maior ganho ponderal na gravidez e maior IMC, pressões arteriais sistólica e diastólica mais elevadas aos 21 anos de idade. Essas evidências parecem indicar que o controle adequado do ganho ponderal durante a gestação parece ser um bom início para a prevenção da obesidade.

Os benefícios do aleitamento materno para a saúde dos bebês são bem estabelecidos; entretanto, um número crescente de estudos tem evidenciado que esses benefícios se estendem ao longo de toda a vida. Em relação à obesidade, Arenz *et al.*, em revisão sistemática que envolveu mais de 60.000 participantes, concluíram que a duração do aleitamento materno era inversamente proporcional ao risco de obesidade na idade escolar. Em outra revisão sistemática, Owen *et al.* verificaram, em 36 estudos com a participação de 355.130 indivíduos, um menor risco de obesidade na vida adulta entre aqueles exclusivamente amamentados. Harder *et al.*, também em mais uma revisão sistemática, observaram essa mesma relação de aleitamento materno com menor risco de obesidade na vida adulta. Dessa forma, apesar de alguns estudos mostrarem resultados discordantes, parece evidente que o leite materno seja um fator de proteção para excesso de peso e obesidade na infância, adolescência e vida adulta.

É bem conhecido que a obesidade na vida adulta está associada à doença cardiovascular. Entretanto, há necessidade de verificar se a obesidade na infância, independentemente de sua presença na vida adulta, representa um fator de risco para a doença cardiovascular. Em uma recente revisão sistemática realizada com esse objetivo, os autores selecionaram estudos que relacionavam o IMC na infância com pressão arterial e espessamento da camada íntima da artéria carótida na vida adulta. Nessa revisão, não encontraram associações significativas do ponto de vista estatístico. Concluem então que a obesidade na infância, por si só, não representa um fator de risco para a doença cardiovascular na vida adulta, desde que crianças obesas não se tornem adultos obesos.

Um outro fator de risco na infância para o desenvolvimento da obesidade que vem sendo estudado recentemente é a duração do sono. Taveras *et al.* observaram em um estudo longitudinal com 915 crianças do *Project Viva*, quando comparadas suas horas de sono aos 6, 12 e 24 meses de idade, que aquelas com um menor número de horas de sono tinham mais chances de apresentar excesso de peso ou obesidade. A análise por regressão multivariada dos dados obtidos nesse estudo (peso ao nascer, duração da amamentação, tabagismo materno, estado civil, horas gastas assistindo TV, participação diária em atividades recreativas) ofereceu um efeito independente da duração do sono (> or = 12 h/d) sobre o IMC aos 3 anos de idade.

Esses autores concluíram que dormir menos de 12 horas diárias, nos dois primeiros anos de vida, aumenta o risco de excesso de peso e obesidade.

Um outro estudo, realizado no Canadá, também chegou a resultados semelhantes. Foi estudada de forma prospectiva, durante 6 anos, uma amostra representativa da cidade de Quebec, Canadá, de nascidos vivos nos anos de 1997 e 1998. Na análise dos resultados, após o controle das variáveis de confusão, o risco de excesso de peso ou obesidade foi quatro vezes maior nas crianças com curtos hábitos de sono. Esses autores concluíram que crianças menores de 6 anos de idade que dormem menos de 10 horas por dia têm maior risco de apresentar excesso de peso ou obesidade, independentemente da presença de outros fatores obesogênicos.

Law *et al.* tentaram verificar se a redução de velocidade de crescimento, nos primórdios da vida, poderia estar associada ao acúmulo de gordura abdominal na vida adulta. Nos 845 homens nascidos em Hertfordshire, Inglaterra, entre 1920 e 1930, ainda vivos e lá residentes, esses autores verificaram uma relação inversa, entre o peso ao nascer ou com 1 ano de idade, com a quantidade de gordura abdominal na vida adulta. Concluíram que os agravos nutricionais na vida fetal ou na infância podem determinar alterações metabólicas estruturais ou funcionais no organismo, favorecendo o desenvolvimento de excesso de gordura em abdome na vida adulta. Em outro estudo em Preston, com 239 homens nascidos entre 1935 e 1942, também foi observada essa relação. Essa associação foi independente da estatura do adulto, consumo de álcool, hábito de fumar, classe social e idade. Concluem esses pesquisadores que a adiposidade abdominal, reconhecidamente um fator de risco para a doença cardiovascular e diabetes tipo 2, parece ser predeterminada nos primórdios da vida.

O tratamento da obesidade na infância, semelhantemente ao do adulto, habitualmente apresenta um sucesso limitado. Todos os esforços devem ser direcionados para o enfoque preventivo. A primeira tarefa seria a identificação dos fatores de risco para a obesidade presentes na infância. Entre esses existem aqueles pouco passíveis de interferências como os de ordem ambiental – região geográfica, densidade populacional e estação do ano. Os principais fatores de ordem social são a classe socioeconômica e o nível educacional. Mas, é em nível familiar que se encontra o maior risco, começando pela obesidade dos pais, com o risco sendo menor se os pais são magros, maior se um dos pais é obeso e maior ainda se o pai e a mãe são obesos.

Estudos em gêmeos e crianças adotadas, entretanto, têm demonstrado que a obesidade não é simplesmente uma tendência hereditária, pois sofre uma forte influência do ambiente familiar. Idade dos pais, ordem de nascimento e desagregação da família (separações) também representam importantes fatores de risco. Entretanto, segundo estudos recentes, parece que o hábito de ver televisão é um dos fatores de risco mais nefastos. A Neilson Company, nos Estados Unidos, verificou que as crianças americanas, entre 6 e 11 anos de idade, despendiam aproximadamente 26 horas por semana vendo TV. Esse mesmo resultado encontramos em escolares na cidade do Recife. Segundo Dietz *et al.*, esse hábito tem um valor preditivo positivo para as crianças apresentarem obesidade na adolescência. O risco está associado com a inatividade física e maior consumo alimentar, especialmente de alimentos com elevado teor calórico.

Programas de atividade física apresentam um importante potencial na prevenção da obesidade na infância. Ao que tudo indica, eles também diminuem a morbimortalidade de algumas doenças crônicas do adulto, particularmente as cardiovasculares. A atividade física, além de controlar o peso ao aumentar o gasto calórico e a queima de gorduras, preserva a massa muscular, facilita a captação da glicose pela célula e evita osteopenia. Ela também condiciona preparo físico à criança, promove sua socialização e contribui na prevenção de quadros de depressão e ansiedade.

A prática do exercício físico é um hábito salutar que deve ser estabelecido na infância, pois assim tem maiores chances de perdurar na vida adulta. A aderência a programas de atividade física na vida adulta é bem mais complexa. É comum atitudes de resistência, até mesmo nos casos em que se trata de uma prevenção em nível secundário ou terciário, como em pessoas que já apresentaram sinais de doenças degenerativas. Desse modo, o sedentarismo deve ser combatido já na infância, bastando para isso a prática de 30 minutos diários de atividade física (andar, correr, pular, jogar, patinar, andar de bicicleta etc.).

## CONCLUSÃO

Os eventos registrados na vida fetal e pós-natal imediata são fatores cruciais para o desenvolvimento de excesso de peso na vida adulta e das desordens metabólicas relacionadas com a obesidade. As políticas públicas devem pôr em prática esses novos conhecimentos.

## BIBLIOGRAFIAS

Adami F, Vasconcelos F de A. Childhood and adolescent obesity and adult mortality: a systematic review of cohort studies. *Cad Saúde Pública*, 2008; *24* (Suppl 4):s558-68.

Arenz S, Rückerl R, Koletzko B, von Kries R. Breast-feeding and childhood obesity – a systematic review. *Int J Obes Relat Metab Disord*, 2004; *28* (10): 1247-56.

Arenz S, Von Kries R. Protective effect of breast-feeding against obesity in childhood: can a meta-analysis of published observational studies help to validate the hypothesis? *Adv Exp Med Biol*, 2009; *639*: 145-52.

Baird J, Fisher D, Lucas P *et al.* Being big or growing fast: systematic review of size and growth in infancy and later obesity. *BMJ*, 2005; *331*: 929-34.

Chen A, Pennell ML, Klebanoff MA, Rogan WJ, Longnecker MP. Maternal smoking during pregnancy in relation to child overweight: follow-up to age 8 years. *Int J Epidemiol* 2006; *35*: 121-0.

Fisch RO, Bilek MK, Ulstrom R. Obesity and leanness at birth and their relationship to body habitus in later childhood. *Pediatrics*, 1975; *56*: 521-8.

Gillman MW, Rifas-Shiman SL, Kleinman K, Oken E, Rich-Edwards JW, Taveras EM. Developmental origins of childhood overweight: potential public health impact. *Obesity* (*Silver Spring*). 2008; *16* (7): 1.651-6.

Harder T, Bergmann R, Kallischnigg G, Plagemann A. Duration of breastfeeding and risk of overweight: a meta-analysis. *Am J Epidemiol*, 2005; *162* (5): 397-403.

Ino T. A Meta-Analysis of Association between Maternal Smoking during Pregnancy and Offspring Obesity. *Pediatr Int*, 2009 Apr; *24*. (Epub ahead of print)

Lloyd LJ, Langley-Evans SC, McMullen S. Childhood obesity and adult cardiovascular disease risk: a systematic review. *Int J Obes* (*Lond*). 2009 May; *12*. (Epub ahead of print)

Low S, Chin MC, Deurenberg-Yap M. Review on epidemic of obesity. *Ann Acad Med Singapore*, 2009; *38* (1): 57-9.

Mamun AA, O'Callaghan M, Callaway L, Williams G, Najman J, Lawlor DA. Associations of gestational weight gain with offspring body mass index and blood pressure at 21 years of age: evidence from a birth cohort study. *Circulation*. 2009; *119* (13): 1720-7.

Monteiro PO, Victora CG. Rapid growth in infancy and childhood and obesity in later life–a systematic review. *Obes Rev*, 2005; *6*: 143-54.

Oken E, Huh SY, Taveras EM, Rich-Edwards JW, Gillman MW. Associations of maternal prenatal smoking with child adiposity and blood pressure. *Obes Res*, 2005; *13*: 2.021-8.

Oken E, Taveras EM, Kleinman KP, Rich-Edwards JW, Gillman MW. Gestational weight gain and child adiposity at age 3 years. *Am J Obstet Gynecol*, 2007; *196*: 322.e1-322.e8.

Ong KK, Loos RJ. Rapid infancy weight gain and subsequent obesity: systematic reviews and hopeful suggestions. *Acta Paediatr* 2006; *95*: 904-8.

O'Tierney PF, Barker DJ, Osmond C, Kajantie E, Eriksson JG. Duration of breast feeding and adiposity in adult life. *J Nutr*. 2009; *139* (2): 422S-5S.

Owen CG, Martin RM, Whincup PH, Davey-Smith G, Gillman MW, Cook DG. The effect of breastfeeding on mean body mass index throughout life: a quantitative review of published and unpublished observational evidence. *Am J Clin Nutr*, 2005; *82* (6): 1.298-307.

Plagemann A, Harder T. Breast feeding and the risk of obesity and related metabolic diseases in the child. *Metab Syndr Relat Disord*, 2005; *3* (3): 222-32.

Power C, Jefferis BJ. Fetal environment and subsequent obesity: a study of maternal smoking. *Int J Epidemiol*, 2002; *31*: 413-9.

Reilly JJ, Armstrong J, Dorosty AR *et al.* Early life risk factors for obesity in childhood: cohort study. *BMJ*, 2005; *330*: 1.357-63.

Rode L, Hegaard HK, Kjaergaard H, Møller LF, Tabor A, Ottesen B. Association between maternal weight gain and birth weight. *Obstet Gynecol*, 2007;*109* (6): 1.309-15.

Schack-Nielsen L, Mortensen EL, Michaelsen KF, Sorensen TIA. High maternal pregnancy weight gain is associated with an increased risk of obesity in childhood and adulthood independent of maternal *BMI Pediatr Res*, 2005; *58*: 1.020.

Seidman DS, Laor A, Shemer J, Gale R, Stevenson DK. Excessive maternal weight gain during pregnancy and being overweight at 17 years of age. *Pediatr Res*, 1996; *39*: 112A.

Sharma AJ, Cogswell ME, Grummer-Strawn LM. The association between pregnancy weight gain and childhood overweight is modified by mother's pre-pregnancy BMI. *Pediatr Res*, 2005; *58*: 1.038.

Stettler N, Stallings VA, Troxel AB *et al.* Weight gain in the first week of life and overweight in adulthood: a cohort study of European American subjects fed infant formula. *Circulation*, 2005; *111*: 1.897-903.

Taveras EM, Rifas-Shiman SL, Oken E, Gunderson EP, Gillman MW. Short sleep duration in infancy and risk of childhood overweight. *Arch Pediatr Adolesc Med*, 2008; *162*: 305-11.

Toschke AM, Koletzko B, Slikker W Jr, Hermann M, von Kries R. Childhood obesity is associated with maternal smoking in pregnancy. *Eur J Pediatr*, 2002; *161* (8): 445-8.

Touchette E, Petit D, Tremblay RE, Boivin M, Falissard B, Genolini C, Montplaisir JY. Associations between sleep duration patterns and overweight/obesity at age 6. *Sleep*. 2008; *31* (11): 1.507-14.

von Kries R, Toschke AM, Koletzko B, Slikker W Jr. Maternal smoking during pregnancy and childhood obesity. *Am J Epidemiol*, 2002; *156*: 954-61.

Wrotniak BH, Shults J, Butts S, Stettler N. Gestational weight gain and risk of overweight in the offspring at age 7 y in a multicenter, multiethnic cohort study. *Am J Clin Nutr* 2008; *87*(6): 1.818-24.

CAPÍTULO 11

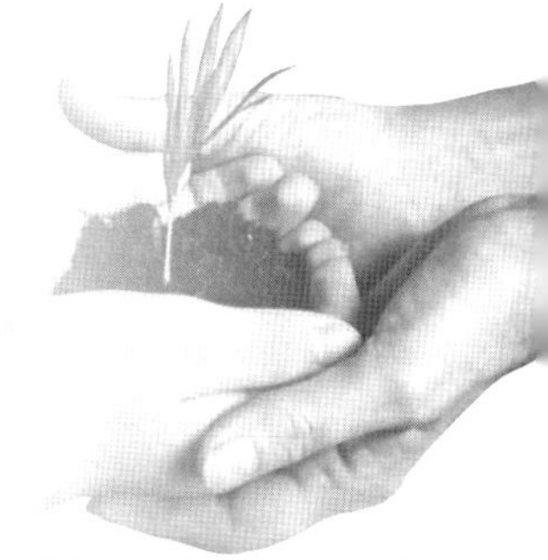

# Inatividade Física

João Guilherme Bezerra Alves

## INTRODUÇÃO

Ao longo dos mais de cinco milhões de anos da evolução da espécie humana, incluindo os mais de 200.000 anos do *homo sapiens*, a atividade física, aqui definida como "todo movimento corporal voluntário humano que resulta num gasto energético acima dos níveis de repouso, caracterizado pela atividade do cotidiano e pelos exercícios físicos", esteve sempre presente nas questões ligadas à própria sobrevivência do homem, como na caça e na pesca, e também na agricultura, quando deixou de ter uma vida nômade.

Entretanto, após milhares de séculos, nas últimas décadas, o homem passou a diminuir de forma importante a sua atividade física; houve uma redução no gasto calórico diário de cerca de 1.000kcal. Essa redução teve início com a revolução industrial do último século e o crescimento tecnológico intenso ocorrido nos últimos 50 anos. Atividades físicas de deslocamento foram substituídas pela comodidade do transporte automotivo, as do trabalho pela utilização da informática, e até as atividades domésticas foram substituídas pelo emprego de modernos recursos tecnológicos. Será que essa drástica redução da atividade física registrada apenas recentemente na existência do homem não traria malefícios à sua saúde?

Segundo a Organização Mundial de Saúde (OMS), a inatividade física é responsável hoje, no mundo, por dois milhões de mortes anualmente, respondendo por 22% dos casos de doença cardíaca isquêmica, por 10% a 6% das diabetes *mellitus* e por 10% a 16% dos cânceres de mama e do cólon. A atividade física ajuda no combate à aterosclerose, diminuindo a prevalência e a incidência de suas principais complicações: a doença cardiovascular, principal causa de morbimortalidade no mundo, a doença vascular cerebral (DVC) e a doença vascular periférica. Também ajuda no controle da obesidade, da hipertensão arterial, do diabetes *mellitus*, das dislipidemias, do estresse e do tabagismo. Previne ainda a osteoporose, as afecções musculoarticulares, alguns tipos de câncer, como o de mama e o de cólon, os distúrbios do sono e doenças mentais, como a ansiedade e a depressão. A atividade física, portanto, promove a saúde como um bem-estar físico, psíquico e social.

Atualmente, para muitas autoridades em saúde, o sedentarismo deve ser considerado um grave problema de saúde pública, e o seu controle, a atividade física, é considerado como "o melhor remédio do mundo", haja vista todos os benefícios que traz para a saúde, além de ser uma medida disponível para todos, ser de fácil e simples execução, baixo custo, contribuir para uma maior socialização das pessoas, aumentar a produtividade laboriosa das pessoas, além de reduzir os gastos com a saúde. Especula-se que um aumento de 50% no nível de atividade física das pessoas geraria uma economia de mais de 10% com o total de recursos gastos com a saúde.

A atividade física proporciona uma série de efeitos fisiológicos ao organismo (Quadro 11-1), o que justifica os achados dos estudos clínicos e epidemiológicos que ressaltam o seu valor à saúde.

**Quadro 11-1** Efeitos fisiológicos da atividade física no organismo humano

- > Contratilidade da fibra cardíaca: >DC e <FC
- > Massa capilar
- > Captação da glicose pela célula
- < Colesterol, LDL e triglicerídeos
- > HDL
- > Ventilação e perfusão pulmonar
- < Pressão arterial
- Estabiliza a função autonômica
- Reduz o nível de antioxidantes
- Efeitos nas prostaglandinas e metabolismo hormonal
- Reduz o tempo do trânsito intestinal
- Papel na imunidade

**Quadro 11-2** Taxas de sedentarismo no mundo

| | |
|---|---|
| – Crianças | 40% a 60% |
| – Adolescentes | 50% a 80% |
| – Adultos | 60% a 90% |
| – Idosos | 70% a 95% |

Entretanto, apesar de todos esses benefícios à saúde, a inatividade física ou sedentarismo, aqui definida como a prática de atividade física de intensidade moderada por menos de 150 minutos por semana, é observada na maioria das pessoas em todo o mundo (Quadro 11-2). A inatividade física é o fator de risco que apresenta a maior prevalência para as doenças crônicas degenerativas.

## EVIDÊNCIAS CIENTÍFICAS

Vários estudos epidemiológicos têm apontado para uma forte associação entre atividade física ou aptidão física e saúde. A inatividade física é um fator de risco independente para a doença cardiovascular, hipertensão arterial, obesidade e hipercolesterolemia. Pesquisadores em diferentes regiões do mundo têm demonstrado que a melhoria da aptidão física em adultos de meia-idade reduzia em mais de 50% a mortalidade geral por todas as causas. Estudos prospectivos populacionais demonstram que a atividade física diminui o risco de doença coronariana; metanálise de mais de 40 estudos demonstrou que o risco de doença coronariana em pessoas inativas é 1,9 vez maior, em comparação com as ativas, independentemente de outros fatores de risco. Esse risco individual é comparável com o risco associado do tabagismo, hipertensão e hipercolesterolemia.

A prática de atividade física diminui o risco de aterosclerose e suas consequências (angina, infarto do miocárdio, doença vascular cerebral), ajuda no controle da obesidade, da hipertensão arterial, do diabetes, da osteoporose, das dislipidemias e diminui o risco de afecções osteomusculares e de alguns tipos de câncer (colo e de mama). Contribui ainda no controle da ansiedade, da depressão, da doença pulmonar obstrutiva crônica, da asma, além de proporcionar uma melhor autoestima e ajuda no bem-estar e socialização do cidadão. Ser fisicamente inativo durante a adolescência parece aumentar a chance de hábitos sedentários na vida adulta.

Várias revisões sistemáticas recentes têm apontado a atividade física como uma importante medida na prevenção da obesidade, embora os resultados no seu tratamento não sejam tão eficazes. Para a queima de 1/2kg de gordura necessita-se de uma jornada de aproximadamente 60km, o que em termos de tratamento não é um resultado encorajador. Entretanto, para a manutenção do peso naquelas crianças que deixaram de apresentar excesso de peso ou obesidade, a atividade física é muito eficaz, assim como nas estratégias de prevenção da obesidade. Programas de exercícios físicos na escola e intervenções para a redução de horas gastas assistindo TV têm sido as medidas com melhores resultados. Kimm *et al.* observaram que manter as crianças fisicamente ativas é uma medida extremamente importante para se evitar obesidade. Em estudo de coorte observaram que 2.287 crianças acompanhadas dos 9 e 10 anos aos 18 e 19 anos apresentaram uma diferença de peso de 2,8kg, entre aquelas que eram fisicamente mais ativas, quando mensurado pelo *metabolic equivalent times (MET)*.

Alguns estudos, entretanto, demonstram uma fraca relação entre atividade física na infância e na vida adulta. O termo *tracking*, utilizado na língua inglesa, tem sido definido como a relativa estabilidade de certa variável ao longo dos anos, ou seja, a predição de uma mensuração realizada no começo da vida para o valor da mesma variável ao longo da vida. Recente estudo realizado no Instituto de Medicina Integral Prof. Fernando Figueira (IMIP) verificou que adultos jovens que tinham sido atletas pelo menos durante 2 anos durante a adolescência tinham menos chance de ser fisicamente inativos, de onde se conclui que a prática de atividades esportivas durante a adolescência contribui para a atividade física de lazer (AFL) na vida adulta. Estudo transversal realizado em Pelotas (RS) verificou em 2.577 adultos estudados que aqueles fisicamente ativos na adolescência tinham maior chance de se tornarem adultos fisicamente ativos. Esses achados se assemelham a outros estudos que observaram que a prática de atividades esportivas na infância e na adolescência interfere no AFL, tanto em adultos jovens como em idosos. A participação em atividades esportivas escolares pode conferir habilidades e diversão que ajudam para a fundamentação de atividade esportiva na vida adulta, contribuindo para diminuir a incidência das DCV. Estímulo à prática de atividade física na idade escolar pode ser uma intervenção importante contra a epidemia de inatividade física na idade adulta.

Ainda não há estudos que mostrem os resultados de intervenções sobre a atividade física em crianças e adolescentes e sua associação com a redução da doença aterosclerótica do adulto. Entretanto, especificamente para as crianças, apesar de a escassez dos estudos e de as respostas a essa questão ainda não serem bem evidentes, três vantagens são admitidas pelos estudos científicos:

1. As crianças são mais saudáveis: têm menos excesso de peso, apresentam uma melhor performance cardiovascular, desenvolvem uma menor recorrência de infecções das vias aéreas superiores (IVAS) e um número menor de crises de asma, além de apresentarem uma maior densidade óssea.
2. Esses efeitos são transferidos para a vida adulta. As doenças crônicas da vida adulta têm as suas raízes na infância. O processo de aterogênese principia no início da vida.
3. Manutenção do hábito na vida adulta. Apesar de alguns estudos longitudinais indicarem uma fraca ou modesta correlação entre atividade física na infância e na vida adulta, outros apontam para que crianças e adolescentes que se mantêm fisicamente ativos apresentam uma probabilidade menor de se tornarem adultos sedentários.

## PREVENÇÃO

Os benefícios da atividade física não estão limitados a pessoas adultas. A prática de atividade física por crianças e adolescentes, de forma regular e contínua, ajuda na formação e manutenção das estruturas musculares e osteoarticulares, reduz a quantidade corpórea de gordura, aumentando a massa muscular, e previne e combate o desenvolvimento de hipertensão arterial, além de reduzir a ansiedade e a depressão. Segundo a Associação Americana do Coração, a prática da atividade física deveria se iniciar a partir dos 2 anos de idade, mantendo-se por toda a adolescência até a vida adulta.

Entretanto, especificamente para a criança, os benefícios da atividade física têm início na vida intrauterina, pois os exercícios físicos praticados pela gestante possibilitam melhor crescimento do concepto, além de contribuir para um parto eutócico. Há estudos demonstrando categoricamente que a atividade física para os prematuros, como simples exercícios de extensão e flexão dos membros praticados pelas mães ou fisioterapeutas várias vezes ao dia, possibilita maior ganho ponderal desses prematuros e alta hospitalar mais precoce. Durante toda a infância, a prática da atividade física aumenta a aptidão física e cardiovascular, previne e ajuda no tratamento à obesidade, diminui a recorrência de IVAS e asma, aumenta a densidade óssea, eleva a autoestima e ajuda na prevenção do tabagismo, da drogadição e do alcoolismo. E o mais importante desses benefícios para a criança é que esses efeitos são transferidos para a vida adulta. Dessa forma, é fundamental a participação dos profissionais de saúde que lidam com a criança, contribuindo para a instalação de hábitos saudáveis na infância para que possam se perpetuar pela vida.

Vários motivos contribuíram para a instalação de hábitos sedentários na infância. A especulação imobiliária e o excesso de veículos motores retiraram espaços livres das zonas urbanas para a recreação da criança. A violência nas grandes metrópoles fez com que muitas crianças passassem a viver em verdadeiros presídios intradomiciliares, sem espaço físico adequado para seu lazer. Compromissos estudantis como cursinhos, aulas de inglês e outras atividades correlatas, contribuíram para diminuir o tempo de atividades de lazer. Muito tempo é gasto com o hábito sedentário de ver TV, em média mais de 24 horas por semana, afora os videogames e as horas envolvidas em computador e na Internet, o que significa para uma criança, hoje, o maior período de sua vida, excluídas as horas de sono. Registre-se ainda a atividade física gasta no transporte que antes era realizada, na maioria das vezes, por meio de caminhadas ou com o uso de bicicletas, e hoje, por motivos de segurança ou comodidade, passou a ser exclusivamente por meio automotivo.

A prescrição de atividade física para crianças deve ter como objetivo principal a criação de um hábito de vida, devendo por isso ser exercida de forma regular, nunca ser punitiva, não necessariamente competitiva, mas sempre lúdica, agradável e prazerosa. Aderência, portanto, é fundamental. Os pais também devem ser orientados para reduzir o número de horas gastas com TV, videogame e computador e, concomitantemente, estimular a participação dos estudantes em competições esportivas, além do óbvio e necessário exemplo dos pais.

A família desempenha um papel da maior relevância para que a criança se engaje em atividades físicas. Ela deve, inicialmente, encorajar as crianças e os adolescentes para a prática regular de atividade física, de forma prazerosa, tanto em casa, como na escola ou em outros ambientes (clubes, praças, campo, praia etc.). É de fundamental importância que os pais deem bons exemplos, levando um estilo de vida ativo. Aproveitar oportunidades, como passeios, viagens, festas, para o planejamento e a participação de atividades familiares que envolvam atividade física. Por fim, estabelecer limites de tempo para as atividades que não exigem dispêndio energético, como, por exemplo, limitar a assistência à TV e os jogos de videogames. Devem ainda reivindicar a criação de programas de atividade física de qualidade e com segurança na escola e na comunidade.

As escolas podem ter um papel fundamental na aquisição desse hábito salutar por meio das aulas de educação física e da prática de esportes de um modo geral. A maioria dos trabalhos de intervenção realizados sobre promoção de atividade física em jovens foi desenvolvida nas escolas, com resultados promissores, demonstrando que a escola pode funcionar como o mais abrangente instrumento de educação para a saúde. Entretanto, em nosso meio, especialmente nas escolas públicas, apenas a metade dos alunos frequenta regularmente as aulas de educação física, na maioria das vezes com faltas não justificadas e por motivos irrelevantes.

A prescrição de educação física escolar é considerada, por várias instituições internacionais, como a American Academy of Pediatrics, a American Heart Association, o American College of Sports Medicine, o Centers for Disease Control and Prevention e o Task Force on Community Preventive Service, entre outras, como uma "importante intervenção na prevenção das doenças crônicas degenerativas que têm início na infância". O ideal seria que os escolares tivessem aulas diárias, com duração de pelo menos 60 minutos, contanto que os professores fossem bem preparados e tivessem uma estrutura adequada para ministrar suas aulas.

No Brasil, existe legislação específica que deve ser cumprida, conforme a LDB de nº 9.394, de 20-12-96, em seu artigo 26: *A educação física, integrada à proposta pedagógica da escola, é componente curricular obrigatório da educação básica*, considerando que a educação básica compreende o ensino infantil, fundamental e médio.

Em conclusão, ser fisicamente ativo desde a infância, apresenta muitos benefícios, não só na área física, mas também nas esferas social e emocional, podendo levar a um melhor controle das doenças crônicas da vida adulta.

## BIBLIOGRAFIAS


Alves JG. Atividade física em crianças: promovendo a saúde do adulto. *Rev Bras Saúde Mater Infant*, 2003; *3* (1):5-6.

Alves JG, Montenegro FMU, Gonçalves FA. Prática de esportes durante a adolescência e atividade física de lazer na vida adulta. *Rev Bras Med Esporte*, 2005; *11*: 291-6.

Alves JG, Santos SM, Alves AV. Assiduidade e razões para o não-cumprimento de aulas de educação física em escolares da rede publica e privada na cidade do Recife. Arquivos de Pediatria (*in press*).

Azevedo MR, Araujo CL, Cozzensa da Silva M, Hallal PC. Tracking of physical activity from adolescence to adulthood: a population-based study. *Rev Saúde Pública*, 2007; *41* (1): 69-75.

Bensimhon DR *et al.* Obesity and physical activity: A review. *Am Heart J* 2006; *151*: 598-603.

Blair SN, Kohl HW, Barlow CE, Paffenbarger RAJr, Gibbons LW, Macera CA. Changes in physical fitness and all-cause mortality, A prospective study of health and unhealthy men. *JAMA*, 1995; *12*: 273: 1093-8.

Centers for Disease Control and Prevention (CDC). *MMRW Morb Mortal Wkly Rep*, 2004; *53*: 844-7.

Darren ER *et al.* Health beneficits of physical activity: the evidence. *CMAJ*, 2006; *174*: 801-9.

de Groot LC, Verheijden MW, de Henauw S, Schroll M, van Staveren WA; SENECA Investigators. Lifestyle, nutritional status, health, and mortality in elderly people across Europe: a review of the longitudinal results of the SENECA study. *J Gerontol A Biol Sci Med Sci*, 2004; *59*: 1.277-84.

Doak CM *et al.* The prevention of overweight and obesity in children and adolescents: a review of interventions and programmes. *Obesity Review*, 2006; *7*: 111-36.

Erlichman J, Kerbey AL, James WP. Physical activity and its impact on health outcomes. Paper 1: The impact of physical activity on cardiovascular disease and all-cause mortality: an historical perspective. *Obes Rev*, 2002; *3*: 257-71.

Erikssen G, Liestol K, Bjornholt J, Thaulow E, Sandvik L, Erikssen J. Changes in physical fitness and changes in mortality. *Lancet*, 1998; *5*: 352: 759-62.

Hallal PC, Victora CG, Azevedo MR, Wells JC. Adolescent physical activity and health: a systematic review. *Sports Med*, 2006; *36*(12): 1.019-30.

Jedrychowski W, Maugeri U, Flak E *et al.* Cohort study on low physical activity level and recurrent acute respiratory infections in schoolchildren. *Cent Eur J Public Health*, 2001; *9* (3): 126-9.

Lees SJ, Booth FW. Sedentary death syndrome. *Can J Appl Physiol*, 2004; *29*: 447-60.

Malina RM. Physical activity and fitness: Pathways from childhood to adulthood. *Am J Hum Bio*, 2001; *13*: 162-72.

Miller TD, Balady GJ, Fletcher GF. Exercise and its role in the prevention and rehabilitation of cardiovascular disease. *Ann Behav Med*, 1997; *19*: 220-9.

Morbidity and Mortality Weekly Report. Increasing physical activity. A report on recommendations of the Task Force on Community Preventive Services. *MMWR*, 2001; *50*: 1.214-5.

NIH Consensus Development Panel on Physical Asctivity and Cardiovascular Health. *JAMA*, 1996; *276*: 241-6.

Pate RR, M Pratt, SN Blair. Physical activity and public health: a recommendation from the Centers for Disease Control and Prevention and the American College of Sports Medicine. *JAMA*, 1995; *273*: 402-7.

Prentice RL, Willett WC, Greenwald P, Alberts D, Bernstein L, Boyd NF *et al.* Nutrition and physical activity and chronic disease prevention: research strategies and recommendations. *J Natl Cancer Inst*, 2004; *96*: 1.276-87.

Seefeldt V, Malina RM, Clark MA. Factors affecting levels of physical activity in adults. *Sports Med*, 2002; *32*: 143-68.

WHO. Physical Activity. http://who.int/dietphysicalactivity/publications/

CAPÍTULO 12

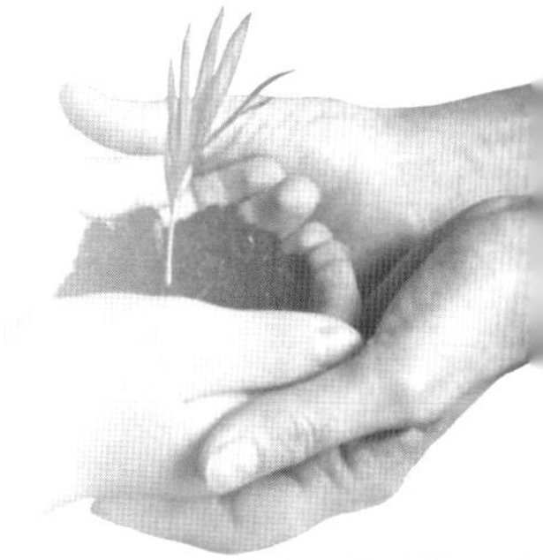

# Doença Pulmonar Obstrutiva Crônica

Patrícia Gomes de Matos Bezerra

## INTRODUÇÃO

A doença pulmonar obstrutiva crônica (DPOC) constitui um dos mais sérios problemas de saúde pública, sendo mais comum em fumantes e na população urbana. Atualmente, no mundo, ela é a quarta causa de mortalidade.[1] No Brasil, 6% a 15% da população acima de 40 anos têm essa doença, o que corresponde a aproximadamente 3 a 7 milhões de brasileiros.[2] Cerca de 126.000 americanos morreram em 2005 por DPOC e 24 milhões apresentam algum grau de incapacidade física ou desenvolveram alterações na função pulmonar.[3] Apesar de a prevalência, morbidade e mortalidade variarem entre os países, aumentos significativos nesses índices estão sendo previstos para as próximas décadas. As razões para isso parecem incluir o aumento da longevidade e a persistência na exposição aos fatores de risco ao desenvolvimento da DPOC.

A definição atual proposta pela Global Initiative for Chronic Obstructive Lung Disease (GOLD) é que a DPOC é um estado de doença caracterizado por limitação ao fluxo aéreo, não sendo totalmente reversível.[4] A anormalidade fisiológica primária nela é um declínio acelerado no volume expiratório forçado em um segundo ($VEF_1$). Ela pode resultar de vários tipos de lesões anatômicas, incluindo a perda do recolhimento elástico e fibrose, com estreitamento das pequenas vias aéreas. Inflamação, edema e secreção também podem influir de forma variável na limitação ao fluxo aéreo.[5] Os fatores genéticos também influem muito e, provavelmente, explicam a susceptibilidade heterogênea ao tabagismo e a outros fatores. A inflamação do trato respiratório inferior resultante da asma ou de outras doenças crônicas também pode acarretar o desenvolvimento da obstrução fixa das vias aéreas.

O tabagismo é o maior fator de risco ambiental para o desenvolvimento da DPOC.[6] Outros fatores de risco são exposição ocupacional a poeira e fumaças, poluição atmosférica, exposição passiva à fumaça de cigarro, alterações no crescimento e desenvolvimento pulmonares, afecções respiratórias na infância, estresse oxidativo, desnutrição, deficiência de alfa-1 antitripsina, entre outros. Neste capítulo serão destacados os fatores de risco para o desenvolvimento da DPOC que possam ter suas origens na infância e as medidas preventivas a serem tomadas.

## EVIDÊNCIAS INICIAIS

As primeiras evidências de que a DPOC pudesse ter suas origens na infância remontam aos pioneiros estudos de Barker *et al.*[7,8] O primeiro estudo relata que, em Hertfordshire, Inglaterra, de 55 homens falecidos por DPOC e que haviam nascido entre 1911 e 1930, as taxas de letalidade por essa afecção foram progressivamente mais baixas com o aumento do peso ao nascer e o peso com 1 ano de idade. Concluíram os autores que o baixo peso ao nascer esteve associado a uma pior função pulmonar na vida adulta, assim como infecções do trato aéreo inferior. No segundo estudo, os autores analisaram 212 áreas na Inglaterra e observaram uma forte relação geográfica entre as taxas de morte por DPOC de 1958 a 78 com antecedentes de pneumonia entre os anos de 1921 a 1925. Concluíram, então, que, havia uma forte sugestão de relação causal entre infecção do trato aéreo inferior na infância e DPOC no adulto. Já o estudo britânico de Kiernan[9] mostrou que as crianças nascidas em 1946 apresentaram forte associação entre ocorrência de uma ou mais infecções do trato aéreo inferior antes dos 2 anos de idade, com prevalência de tosse aos 25 anos de idade.

## NOVAS EVIDÊNCIAS

Vários estudos de coorte foram realizados nos últimos anos, mas nenhum longo o suficiente para acompanhar os mesmos pacientes desde o período pré-natal até o óbito na idade avançada. As coortes mais importantes foram as de Tucson, no Arizona (1.246 recém-nascidos

[RNs]),[10] Perth, na Austrália (243)[11], e Manchester, no Reino Unido (1.085)[12]. Portanto, as mais novas evidências vêm sendo obtidas pela sobreposição desses estudos.

## ALTERAÇÕES NA FUNÇÃO PULMONAR

Dentre os muitos aspectos, tentou-se observar se as alterações muito precoces da função pulmonar persistem ao longo da vida. No processo de desenvolvimento pulmonar, a alveolização ainda não está completada ao nascimento, o que torna a árvore brônquica na infância mais vulnerável a diversos agravos e com possibilidade de sequelas irreversíveis na vida adulta. Dessa forma, existem evidências de importantes estudos epidemiológicos de que eventos muito precoces na vida, inclusive influências antenatais, "programam" a criança a possuir um risco aumentado de desenvolver DPOC.[13] Esses eventos fornecem o substrato para o desenvolvimento da doença, enquanto o tabagismo e ocasionalmente outros fatores puxam o gatilho para produzi-la.

Bush[14] propõe o seguinte modelo para explicar o desenvolvimento da DPOC: futuros pacientes portadores de DPOC nasceriam com obstrução ao fluxo aéreo resultante das interações genéticas e ambientais antes do nascimento. Eles apresentariam sibilância induzida por vírus e teriam sibilância transitória durante a infância. Essas obstruções ao fluxo aéreo seriam discretas demais para serem detectadas pela espirometria, mas persistiriam na vida adulta. À medida que o paciente envelhecesse, os pequenos graus de obstrução se tornariam menos importantes em causar sintomas. Entretanto, esses pacientes apresentariam envelhecimento pulmonar acelerado e desenvolveriam obstrução precoce ao fluxo aéreo e DPOC, especialmente se eles fossem expostos a outros fatores de risco.

## FATORES ANTENATAIS

Provavelmente os principais fatores de risco antenatais para o desenvolvimento da DPOC incluem tabagismo materno, atopia materna e fatores obstétricos que induzam ao nascimento de RNs pequenos para idade gestacional. Vários estudos já demonstraram os efeitos deletérios do tabagismo durante a gravidez.[15,16] A coorte de Boston[17] demonstrou reduções na função pulmonar dos RNs por um período de até 18 meses de vida. Outros estudos provaram que o tabagismo materno causa a hiper-responsividade das vias aéreas dos RNs, especialmente aqueles nascidos de mães asmáticas, a instabilidade e uma maior tendência ao colapso das vias aéreas.[18] Apesar de a coorte de Tucson não evidenciar esse achado, vários outros estudos demonstraram que os filhos de mães asmáticas apresentam função pulmonar diminuída já ao nascimento.[19] Apesar das diferenças metodológicas em diversos estudos, há evidências de que as crianças e os adultos nascidos pequenos para a idade gestacional apresentam função pulmonar diminuída.[20,21]

## FATORES PÓS-NATAIS

Os fatores pós-natais que podem influenciar no desenvolvimento da DPOC na vida adulta são tabagismo ativo e passivo, infecções respiratórias virais, dieta e poluição.

O tabagismo persiste como sendo o maior fator de risco para o desenvolvimento da DPOC[22]. Uma proporção significativa de adultos fumantes começa o hábito na infância, sendo evidenciado que as crianças fumantes apresentam mais sintomas respiratórios e têm pior função pulmonar do que seus pares não fumantes.[23] Essas crianças fumantes provavelmente continuarão a fumar na vida adulta comparadas àquelas que iniciam o tabagismo mais tardiamente na vida; portanto, pode se esperar que tenham risco maior de desenvolver a doença como resultado do consumo cumulativo de cigarros.[24] As crianças de pais fumantes têm prejuízos permanentes às vias aéreas com redução da função pulmonar e um risco aumentado para asma.[25,26] Já está bem estabelecido que o nível máximo de função pulmonar alcançada na puberdade é um fator de risco determinante para o desenvolvimento futuro da DPOC.[27]

Mesmo com uma grande quantidade de estudos sobre os possíveis efeitos das infecções virais sobre as interações entre os linfócitos T-helper 1 e T-helper 2 (teoria da higiene), em que a infecção viral no início da vida seria uma manifestação de um problema imunológico presente ao nascimento, a questão mais importante é se a infecção viral grave ou outro problema respiratório causaria a obstrução ao fluxo aéreo ou seria uma manifestação dela. As coortes de Tucson[28] e a de Perth[29] confirmaram decréscimos na função pulmonar precedendo bronquiolite e pneumonia, respectivamente. Achados semelhantes foram constatados em outro estudo em Tucson.[30] Dentre os agentes associados a essas infecções destaca-se o vírus sincicial respiratório (VSR), que infecta cerca da metade de todos os lactentes no primeiro ano de vida. Outros vírus também estão associados às infecções respiratórias, como a influenza, a parainfluenza, o adenovírus, o rinovírus, o coronavírus e, mais recentemente, o metapneumovírus humano.[31,32] A bronquiolite pelo VSR é a infecção respiratória mais comum do trato inferior, e em alguns lactentes está associada com sibilância recorrente e asma durante a primeira década de vida.[33,34] Muitas vezes a bronquiolite evolui de forma tão grave entre os lactentes que, embora beneficiados com avanços em unidades de terapia intensiva, conseguem sobreviver, mas ao custo de sequelas ventilatórias persistentes e graves.[35]

O paciente, em geral, mantém sibilância, taquipneia, dispneia e tosse persistente por semanas ou meses, após a infecção inicial, caracterizando a chamada bronquiolite obliterante (BO), doença que pode persistir durante anos, após a agressão inicial, com pioras devido a exacerbações por infecções virais, resultando em supuração, atelectasias e pneumonias. Todavia, o papel da BO para o desenvolvimento na vida adulta da DPOC ainda é desconhecido. Para uma melhor compreensão da associação entre infecções respiratórias e desenvolvimento da DPOC seriam necessários estudos de função pulmonar pré-pneumonia. A maioria dos estudos, entretanto, é com crianças após infecções graves.

Existem evidências de que alguns nutrientes da dieta modulam o dano oxidativo pulmonar, tanto em fumantes quanto em não fumantes.[36] Se o estresse oxidativo é importante para o crescimento e desenvolvimento pulmonar, seria lógico imaginar que o consumo elevado de alimentos antioxidantes, como as frutas e os vegetais, pudesse proteger os pulmões do dano oxidativo.[37] O consumo de frutas e, numa menor proporção, de vegetais tem sido associado à melhor função pulmonar e a menos sintomas respiratórios, como tosse produtiva.[38] Entretanto, dadas as inter-relações na dieta, das vitaminas antioxidantes, particularmente a vitamina C, betacaroteno, fibras e flavonoides,[39] assim como outros micronutrientes, pode ser difícil isolar um efeito específico na prevenção das doenças.[40] Entretanto, o que não foi demonstrado ainda é se, ao se realizar um estudo de intervenção, alterando-se a dieta, a função pulmonar melhoraria. Para um melhor entendimento dos efeitos fisiológicos das vitaminas antioxidantes e outros nutrientes sobre o tecido pulmonar ainda são necessários estudos experimentais e epidemiológicos que envolvam lactentes e crianças.

Quanto aos efeitos da poluição extradomiciliar e intradomiciliar na função pulmonar e desenvolvimento da DPOC, mais estudos ainda são necessários. Um estudo longitudinal realizado na Califórnia com mais de 3.600 crianças, ao longo de 8 anos, demonstrou que a exposição aos poluentes do tráfego acarretou decréscimos na função pulmonar dessas crianças.[41] Um estudo isolado realizado na Polônia sugere que níveis baixos de função pulmonar em pré-adolescentes podem estar relacionados à emissão de poluentes intradomiciliares durante o inverno.[42] Porém, esse estudo não pode ser extrapolado com segurança para outros locais devido a diferenças entre métodos de aquecimento intradomiciliar, duração do inverno, entre outros fatores. No que se refere ao papel dos alérgenos intradomiciliares no desenvolvimento das vias aéreas, as evidências são desafiadoras. Um grupo de pesquisadores em Manchester demonstrou que a elevada exposição domiciliar a ácaros da poeira estava associada à obstrução do fluxo aéreo durante a infância.[43] Outro achado interessante do estudo foi que adultos não sensibilizados via IgE aos alérgenos da poeira e do pelo de cão apresentaram efeitos adversos na função pulmonar e inflamação das vias aéreas. Portanto, além de os alérgenos estimularem uma resposta alérgica, muitos deles possuem enzimas proteolíticas que causam dano ao epitélio das vias aéreas.

## PAPEL DOS GENES NO DESENVOLVIMENTO DA DPOC

Os pesquisadores tentam buscar evidências sobre o possível papel da interação entre gene e ambiente no desenvolvimento da DPOC. A maior área de interesse foca o tabagismo materno, pois ilustra bem que o gene não existe isoladamente, mas interage com o ambiente. Polimorfismos na mãe, mas não no pai, do gene glutationa-S-transferase (que protege o organismo contra danos oxidativos) são importantes determinantes dos efeitos do fumo materno durante a gravidez sobre o desenvolvimento das vias aéreas fetais.[44] O fumo materno expõe o feto ao dano oxidativo, que está associado à obstrução ao fluxo aéreo no período neonatal. Além disso, o tabagismo materno influencia negativamente o peso ao nascimento.[45] Por outro lado, o genótipo do feto exposto ao tabagismo materno parece também ter importância. Dependendo do genótipo, a criança poderá apresentar sibilância precoce e asma mais persistente nos primeiros anos de vida.[46]

## DOENÇA CRÔNICA PULMONAR DA PREMATURIDADE

O nascimento de um prematuro ocorre num período vulnerável da maturação do tecido pulmonar. Graças aos avanços médicos e tecnológicos das unidades de terapia intensiva neonatais, incluindo o uso de surfactante e outras estratégias de proteção aos pulmões, recém-nascidos prematuros, alguns pesando meros 500 gramas, têm sobrevivido mesmo à custa da dependência de oxigenioterapia domiciliar nos primeiros anos de vida.[47] Alguns estudos confirmaram que os recém-nascidos prematuros que não foram submetidos a ventilação mecânica apresentam função pulmonar alterada, indicando que a prematuridade por si só é um fator de risco para o leve comprometimento da função pulmonar na infância.[48] À medida que esses prematuros sobrevivem, sofrem frequentes internações no primeiro ano de vida por doenças relacionadas ao aparelho respiratório, assim como apresentam tosse persistente, sibilância e dependência de oxigênio. Com o passar dos anos, eles ainda apresentam sibilância persistente e baixa tolerância ao exercício.[49] Apesar de existirem poucos estudos longitudinais centrados além da adolescência, estudos de imagem sugerem que esses lactentes estão mais sujeitos a sofrer de problemas respiratórios do tipo DPOC na vida adulta.

## PREVENÇÃO

A identificação, a redução e o controle dos fatores de risco são importantes passos para a prevenção e o tratamento de qualquer doença. No caso da DPOC, incluem o tabagismo materno, o tabagismo ativo e passivo, os fatores obstétricos que induzam ao nascimento de RNs prematuros e pequenos para idade gestacional, as infecções respiratórias virais, a dieta e a poluição intra e extradomiciliar. A interrupção do hábito de fumar é a forma mais eficaz e custo efetiva de reduzir a exposição aos fatores de risco da DPOC, prevenindo ou retardando o desenvolvimento da limitação ao fluxo aéreo ou reduzindo sua progressão. O simples controle do hábito de fumar dos pais livra a criança de ser um fumante passivo, principalmente no primeiro ano de vida, período de maior vulnerabilidade. O hábito de fumar se desenvolve habitualmente na infância e adolescência, sendo nessa faixa etária que os esforços para o seu controle devem ser dirigidos. Políticas de controle e programas contra o tabagismo dirigidos a todas as faixas etárias, incluindo principalmente crianças, adolescentes e mulheres grávidas, devem ser amplamente divulgados por todos os canais de acesso às populações.

Todos os esforços devem ser feitos para se garantir a melhor assistência obstétrica com o intuito de diminuir os agravos antenatais ao feto, em especial os agravos sobre o crescimento pulmonar. Mesmo assim, é inevitável que RNs prematuros continuem a nascer em todo o mundo e, dessa forma, os médicos necessitam, em casos selecionados, monitorar a função pulmonar ao longo dos primeiros anos de vida. Além disso, o obstetra tem papel fundamental em desencorajar o hábito de fumar durante a gestação. A interrupção do fumo durante a segunda metade da gestação já melhora o prognóstico do concepto quanto ao peso de nascimento e crescimento pulmonar fetal.

O pediatra e os responsáveis da criança têm papel fundamental na prevenção dos fatores de risco mais importantes para o desenvolvimento da DPOC. O estímulo ao aleitamento materno exclusivo, acompanhado da posterior introdução dos alimentos na dieta do lactente, de forma a estimular a ingestão de frutas, vegetais e outros alimentos ricos em vitaminas C, flavonoides e fibras, poderá limitar os danos oxidativos ao tecido pulmonar e impedir a desnutrição. A imunização deve incluir todas as doenças imunopreveníveis e ter ampla cobertura. Os lactentes acometidos pelas formas graves de infecções virais devem ter acompanhamento em segmento especializado da pediatria para a monitorização do surgimento de sequelas, da avaliação da função pulmonar e do adequado controle. Com o início da puberdade, os pais e o pediatra deverão estar alertas para evitar o início do tabagismo, pois, uma vez iniciado, tende a se perpetuar pela vida adulta, acarretando prejuízos na função pulmonar e maior risco da DPOC.

Apesar de ainda não serem conhecidos os indivíduos que estão em risco de desenvolver doença respiratória pela exposição ocupacional, tanto em países desenvolvidos ou em desenvolvimento, muitas doenças respiratórias podem ser reduzidas ou controladas por meio de várias estratégias direcionadas para se evitar a inalação de partículas ou gases. Da mesma forma, a prevenção da exposição à poluição intra e extradomiciliar necessita de uma combinação de políticas públicas e privadas, assim como de medidas individuais de proteção.

## REFERÊNCIAS BIBLIOGRÁFICAS

1. World Health Organization.World health statistics. Geneva:World Health Organization; 2008. Available from: URL: http://www.who.int/whosis/whostat/EN_WHS08_Full.pdf
2. Sistema Único de Saúde – Ministério da Saúde – Brasil. Sistema de Informações Hospitalares do SUS (SIH/SUS). http://tabnet.datasus.gov.br/cgi/deftohtm.exe?sih/cnv/mrsp.def
3. CDC. Deaths from Chronic Obstructive Pulmonary Disease – United States, 2000-2005. *MMWR* 2008; *57*(45): 1.229-32.
4. Rabe KF *et al.* Global Strategy for the Diagnosis, Management, and Prevention of Chronic Obstructive Pulmonary Disease. GOLD Executive Summary. *Am J Respir Crit Care Med,* 2007; *176*: 532-55.
5. Spurzem JR, Rennard SI. Pathogenesis of COPD. *Semin Respir Crit Care Med,* 2005; *26*(2): 142-53.
6. Mannino DM *et al.* The natural history of chronic obstructive pulmonary disease. *Eur Respir J,* 2006; *27*: 627-43.
7. Barker DJP. Ed. Fetal and Neonatal Origins of Adult Disease. London: *BMJ,* 1992.
8. Barker DJP *et al.* Relation of birth weight and childhood respiratory infection to adult lung function and death from chronic obstructive airways disease. *BMJ,* 1991; *303*:671-5.
9. Kiernan KE *et al.* Chronic cough in young adults in relation to smoking habits, childhood environment and chest illness. *Respiration,* 1976; *33*(3): 236-44.
10. Martinez FD, Wright AL, Taussig LM *et al.* Asthma and wheezing in the first six years of life. *N Engl J Med,* 1995; *132*:133- 8.
11. Turner SW, Palmer LJ, Rye PJ *et al.* The relationship between infant airway function, childhood airway responsiveness, and asthma. *Am J Respir Crit Care Med,* 2004; *169*:921-7.
12. Lowe LA, Simpson A *et al.* NAC Manchester Asthma and Allergy Study Group. Wheeze phenotypes and lung function in preschool children. *Am J Respir Crit Care Med,* 2005; *171*: 231-37.
13. Martinez, FD. The origins of asthma and chronic obstructive pulmonary disease in early life. *Proc Am Thorac Soc,* 2009; *6*: 272-7.
14. Bush, A. COPD. A pediatric disease. COPD: *J Chron Obstr Pulm Dis,* 2008; *5*: 53-67.
15. Morgan WJ, Martinez FD. Maternal smoking and infant lung function. Further evidence for an in utero effect. *Am J Respir Crit Care Med,* 1998; *158*: 689-90.
16. Lodrup-Carlsen KC, Jaakkola JJ, Nafstad P, Carlsen KH. In utero exposure to cigarette smoking influences lung function at birth. *Eur Respir J,* 1997; *10*: 1.774-79.
17. Tager IB, Ngo L, Hanrahan JP. Maternal smoking during pregnancy: effects on lung function during the first 18 months of life. *Am J Respir Crit Care Med,* 1995; *152*: 977-83.

18. Clarke JR, Salmon B, Silverman M. Bronchial responsiveness in the neonatal period as a risk factor for wheezing in infancy. *Am J Respir Crit Care Med*, 1995; *151*: 1.434-40.
19. Upton MN, Watt GCM, Davey Smith G *et al.* Permanent effects of maternal smoking on offspring's lung function. *Lancet*, 1998; *352*: 453.
20. Lum S, Hoo AF, Dezateux C *et al.* The association between birthweight, sex and lung function in the infants of nonsmoking mothers. *Am Rev Respir Crit Care Med*, 2001; *164*: 2.078-84.
21. Edwards CA, Osman LM, Godden DJ, Campbell DM, Douglas JG. Relationship between birth weight and adult lung function: controlling for maternal factors. *Thorax*, 2003; *58*: 1.061-5.
22. Hylkem MM *et al.* Tobacco use in relation to COPD and asthma. *Eur Respir J*, 2007; *29*: 438-45.
23. Svanes C, Omenaas E, Jarvis D *et al.* Parental smoking in childhood and adult obstructive lung disease: results from the European Community Respiratory Health Survey. *Thorax*, 2004; *59*: 295-302.
24. Wechsler H, Rigotti NA, Gledhill-Hoyt J *et al.* Increased levels of cigarette use among college students: a cause for national concern. *JAMA*, 1998; *280*(19): 1673-8.
25. Larsson ML, Frisk M, Hallstrom J *et al.* Environmental tobacco smoke exposure during childhood is associated with increased prevalence of asthma in adults. *Chest*, 2001; *120*: 711-7.
26. Martinez FD, Morgan WJ, Wright AL *et al.* Diminished lung function as a predisposing factor for wheezing respiratory illness in infants. *N Engl J Med*, 1988; *319*: 1.112-7.
27. Young S, LeSouef PN, Geelhoed GC *et al.* The influence of a family history of asthma and parental smoking on airway responsiveness in early infancy. *N Engl J Med*, 1991; *324*: 1.166-73.
28. Stein RT, Holberg CJ, Sherill D *et al.* Influence of parental smoking on respiratory symptoms during the first decade of life: the Tuscon Children's Respiratory Study. *Am J Epidemiol*, 1999; *149*: 1.030-7.
29. Turner SW, Palmer LJ, Rye PJ *et al.* The relationship between infant airway function, childhood airway responsiveness, and asthma. *Am J Respir Crit Care Med*, 2004; *169*: 921-7.
30. Castro-Rodriguez J, Holberg C, Wright TA *et al.* Association of radiologically ascertained pneumonia before age 3 years and asthmalike symptoms and pulmonary function in childhood: a prospective study. *Am J Respir Crit Care Med*, 1999; *159*: 1.891-7.
31. World Health Organization. Acute respiratory infections in children. Disponível em URL: www.who.int/fch/depts/cah/resp_infections/.
32. van den Hoogen BG, DeJong JC, Groen J. A newly discovered human pneumovirus isolated from young children with respiratory tract disease. *Nat Med*, 2001; *7*: 719-24.

33. Wennergren G, Kristjánsson S. Relationship between respiratory syncytial virus bronchiolitis and future airway diseases. *Eur Respir J*, 2001; *18*: 1.044-58.
34. Wennergren G, Kristjánsson S. Relationship between respiratory syncytial virus bronchiolitis and future airway diseases. *Eur Respir J*, 2001; *18*: 1.044-58.
35. Teper A, Fischer GB, Jones MH. Sequelas respiratórias de doenças virais: do diagnóstico ao tratamento. *J Pediatr* (Rio de Janeiro) 2002; *78*(supl. 2): s187-s94.
36. Mac Nee W. Oxidants/antioxidants and COPD. *Chest*, 2000; *117*: 303S-17S.
37. Schunemann H, Freudenheim J, Grant B. Epidemiologic evidence linking antioxidant vitamins to pulmonary function and airway obstruction. *Epidemiol Rev*, 2001; *23*: 248-67.
38. Butler LM, Koh WP, Lee HP, Yu MC, London SJ. Dietary fiber and reduced cough with phlegm. *Am J Resp Crit Care Med*, 2004; *170*: 279-87.
39. Tabak C, Arts IC, Smit HA, Heederik D, Kromhout D. Chronic obstructive pulmonary disease and intake of catechins, flavonols, and flavones: the MORGEN Study. *Am J Respir Crit Care Med*, 2001; *164*: 61-4.
40. Romieu I, Trenga C. Diet and obstructive lung diseases. *Epidemiol Rev*, 2001; *23*: 268-87.
41. Gauderman WJ, Vora H, McConnell R *et al.* Effect of exposure to traffic on lung development from 10 to 18 years of age: a cohort study. *Lancet*, 2007; *369*: 571-7.
42. JedrychowskiW, Maugeri U, Jedrychowska-Bianchi I, Flak E. Effect of indoor air quality in the postnatal period on lung function in pre-adolescent children: a retrospective cohort study in Poland. *Public Health*, 2005; *119*: 535-41.
43. Woodcock A, Lowe LA, Murray CS *et al.* NAC Manchester Asthma and Allergy Study Group. Early life environmental control: effect on symptoms, sensitization, and lung function at age 3 years. *Am J Respir Crit Care Med*, 2004; *170*: 433-9.
44. Gilliland FD, Li YF, Dubeau L *et al.* Effects of glutathione Stransferase M1, maternal smoking during pregnancy, and environmental tobacco smoke on asthma and wheezing in children. *Am J Respir Crit Care Med*, 2002; *166*: 457-63.
45. Hong YC, Lee KH, Son BK *et al.* Effects of the GSTM1 and GSTT1 polymorphisms on the relationship between maternal exposure to environmental tobacco smoke and neonatal birth weight. *J Occup Environ Med*, 2003; *45*: 492-8.
46. Kabesch M, Hoefler C, Carr D *et al.* Glutathione S Transferase deficiency and maternal smoking increase childhood asthma. *Thorax*, 2004; *59*: 59-73.
47. Bentham JR, Shaw NJ. Some chronic obstructive pulmonary disease will originate in neonatal intensive care units. *Paediatr Resp Rev*, 2005; *6*(1): 29-32.
48. Pelkonen AS, Hakulinen AL, Turpeinen M. Bronchial lability and responsiveness in school children born very preterm. *Am J Respir Crit Care Med*, 1997; *156*: 1.178-84.
49. Chan KN, Noble-Jamieson CM, Elliman A *et al.* Lung function in children of low birth weight. *Arch Dis Child*, 1989; *64*: 1.284-93.

CAPÍTULO 13

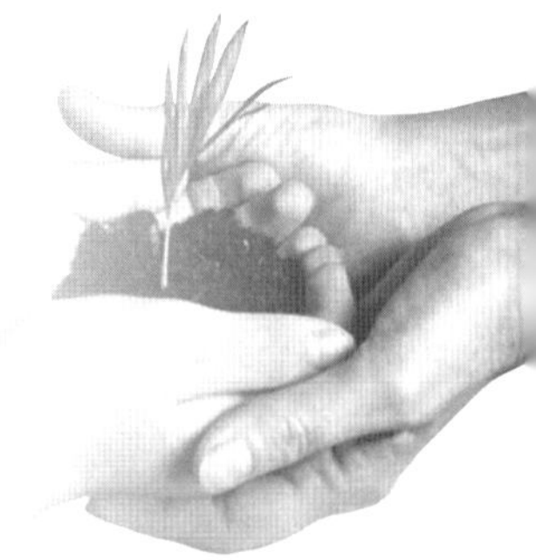

# Osteoporose

João Guilherme Bezerra Alves

## INTRODUÇÃO

Osteoporose é definida pela Organização Mundial de Saúde (OMS) como uma doença metabólica óssea sistêmica, caracterizada por diminuição da massa óssea e deterioração da microarquitetura do tecido ósseo, com consequente aumento da fragilidade do osso e da suscetibilidade a fraturas. Apresenta habitualmente um curso clínico assintomático, por isso não reconhecido, mas é uma causa importante de morbimortalidade por provocar fraturas. Sua relevância clínica está relacionada principalmente com as fraturas da coluna vertebral, antebraço e quadril, sendo essa última a que apresenta maior letalidade; cerca de 17% a 37% dos sobreviventes desse tipo de fratura morrem em 1 ano após esse evento.

A osteoporose é considerada um grave problema de saúde pública, especialmente para os idosos e as mulheres na pós-menopausa. Estima-se que atinja cerca de um quarto da população em todo o mundo. Nos países desenvolvidos acomete cerca de 70% das idosas com mais de 80 anos de idade e, aproximadamente, 30% das mulheres na pós-menopausa. Estudos utilizando os critérios diagnósticos da OMS para osteoporose identificaram nesse início do século na América Latina, entre as mulheres com idade acima dos 50 anos, osteoporose vertebral e da extremidade proximal do fêmur em 12% a 18% e 8% a 22% delas, respectivamente. No Brasil, estima-se que a osteoporose atinja cerca de 35% das mulheres acima dos 45 anos de idade. Estudos de base hospitalar, conduzidos no Brasil, Colômbia, Chile, México, Panamá, Peru e Venezuela, relataram uma incidência de fraturas de quadril entre 40 e 362 por 100.000 pessoas acima dos 50 anos de idade. Embora a perda de massa óssea ocorra universalmente com a idade, a incidência de fraturas por fragilidade óssea atinge de forma mais intensa as mulheres, após a menopausa, e os caucasianos. Os ossos esponjosos (trabeculares) são mais afetados por apresentar maior metabolismo; estão presentes principalmente nas vértebras, crânio, pélvis e extremidade distal do rádio, enquanto os ossos corticais se encontram nos ossos longos, colo femoral e radiodistal.

Além da morbimortalidade das fraturas que a osteoporose promove, representa um grande impacto econômico com os custos relacionados com as hospitalizações, cirurgias, invalidez e morte prematura. Atualmente, os custos relacionados à osteoporose estão sendo considerados como o maior encargo para as autoridades de saúde dos países desenvolvidos. Somente nos Estados Unidos, o dispêndio do tratamento supera a cifra de 10 bilhões de dólares anuais.

Recentes estudos, tanto epidemiologicos, como clínicos e experimentais, têm apontado que um osso saudável na vida adulta é o principal fator de proteção contra a osteoporose. Essa saúde está associada com a massa óssea atingida na vida adulta. Um pleno desenvolvimento da massa óssea tem início com uma adequada nutrição fetal e passa por duas importantes etapas de rápido crescimento, os primeiros meses de vida e a fase de estirão da adolescência, dependentes de fatores genéticos e ambientais. O pico de densidade óssea, ou seja, a resistência máxima que o tecido ósseo atinge durante todo o ciclo de vida, ocorre no término da adolescência. É essa densidade, atingida nessa idade, que determina todas as reservas do tecido ósseo e consequentemente a capacidade de o indivíduo resistir à osteoporose, afecção advinda com o processo de perda da massa óssea, inexorável com a idade. Nesse capítulo tentaremos abordar de forma sumária a importância de intervenções no pré-natal, na infância e adolescência para um melhor controle da osteoporose.

## VIDA FETAL, INFÂNCIA, ADOLESCÊNCIA E DENSIDADE ÓSSEA

A aquisição de massa óssea tem início na vida intrauterina. Durante toda a gestação, o feto acumula cerca de 30g de cálcio, a grande maioria (2/3) no último trimestre da gravidez. A partir da vigésima semana gestacional, a transferência do cálcio da placenta para o feto passa a ser um mecanismo ativo, pois os níveis fetais são mais elevados do que os maternos. Esse mecanismo depende de níveis maternos mais elevados de PTHrP (*related peptide*), PTH, 1-21-hidroxivitamina D3 e calcitonina. Dessa forma, a transferência de cálcio para o feto depende do equilíbrio materno em relação à ingestão e absorção do cálcio, à reabsorção óssea e excreção. Uma gestante, em condições normais, perde em média 10% de sua massa óssea, totalmente recuperada logo após a gravidez. Fatores externos, como a má nutrição materna, disfunções placentárias, hábito materno de fumar, ingerir quantidades acentuadas de café, podem diminuir essa transferência de cálcio para o feto, acarretando uma menor quantidade de mineral no osso.

Durante os primeiros meses de vida pós-natal, a massa óssea cresce cerca de quatro vezes, e o acúmulo de minerais ósseos dobra. Esse importante aumento da massa óssea e de seu conteúdo mineral depende de uma ingestão adequada de proteínas e cálcio, assim como dos níveis de vitamina D (menores riscos em regiões tropicais como a nossa), PTH e calcitonina.

A adolescência é um período de rápido crescimento ósseo, no qual cerca da metade da massa óssea da vida adulta é atingida. Uma mineralização óssea adequada requer uma ingestão suficiente de minerais envolvidos na formação da hidroxiapatita, especialmente o cálcio. Nessa fase, a massa óssea é mais vulnerável a influências endógenas (fator de crescimento 1 *insulin-like*, gonadotrofinas que estimulam a maturação epifisária) e exógenas (dieta e atividade física).

Após a formação óssea atingir o seu pico, tem início o processo inexorável de depleção da densidade óssea que pode levar à osteoporose. Ocorre uma perda óssea de cerca de 0,3% a 0,5% por ano, que aumenta para 3% após a menopausa. Quanto maior o pico de massa óssea atingido no final da adolescência, menor a chance de osteoporose na vida adulta e no envelhecimento. Modelos matemáticos sugerem que modificações no pico de massa óssea apresentam relevantes efeitos biológicos na fragilidade óssea das pessoas idosas.

Essa massa óssea que determina a resistência do osso se encontra em constante processo metabólico. Os osteoblastos sintetizam e mineralizam a matriz proteica com cristais de hidroxiapatita, enquanto os osteoclastos reabsorvem o osso e mantêm uma constante remodelação tecidual. Os principais reguladores dessa homeostase são o hormônio da paratireoide (PTH), a 25(OH) vitamina D e a 1,25(OH)2 vitamina D. Desse modo, os fatores endócrinos e externos, principalmente a dieta e a atividade física, desempenham papel fundamental na formação e manutenção da massa óssea.

Dos fatores que interferem na formação óssea temos aqueles imutáveis, como os fatores hereditários (herança poligênica, que responde por mais da metade do pico final de massa óssea), raça (maior risco na caucasiana), sexo (maior suscetibilidade nas mulheres, possivelmente pela diminuição dos níveis de estrógenos na pós-menopausa) e fatores hormonais (hormônio de crescimento, fator de crescimento dependente de insulina I, estrógeno e testosterona). Entre os fatores externos destacam-se os nutricionais (baixa ingestão de cálcio, proteínas, vitaminas e calorias) e a inatividade física. São ainda fatores de risco: tabagismo (componentes químicos do cigarro, entre eles a nicotina, atuam deprimindo a atividade do osteoblasto, tanto diretamente como por via hormonal), a falta de estrógeno (exposição a esse hormônio é inversamente proporcional ao risco de desenvolver osteoporose), imobilização (aumenta a atividade osteoclástica, provocando maior reabsorção óssea), consumo excessivo de álcool (inibe a atividade dos osteoblastos e aumenta a dos osteoclastos, além de diminuir os níveis de vitamina D), café e refrigerantes (aumentam a excreção de cálcio), peso inadequado para a idade, puberdade tardia e amenorreia em atletas por atividade física extenuante.

## EVIDÊNCIAS CIENTÍFICAS

Estudos experimentais têm demonstrado que pequenas alterações na dieta de animais em gestação podem provocar modificações permanentes na construção do corpo, sua fisiologia e metabolismo, e essas mudanças podem influenciar os fenótipos das gerações seguintes. É o caso do desenvolvimento do esqueleto pélvico, como, por exemplo, animais que sofreram desnutrição intraútero, que tendem a apresentar uma pelve mais rasa, fazendo com que as fêmeas procriem animais com restrição do crescimento fetal. Esse exemplo é até observado no homem. O acelerado processo de ganho de minerais durante a vida intrauterina e os primeiros meses de vida, em associação com a plasticidade do osso em desenvolvimento no útero, oferecem possibilidades de profundas interações entre o genoma e o ambiente que envolve o princípio da vida.

A primeira evidência epidemiológica de que o risco de osteoporose poderia ser programado na vida intrauterina veio de um estudo inglês, com 153 mulheres nascidas nos anos de 1968 e 1969 e que foram estudadas aos 21 anos de idade. Os dados do crescimento foram obtidos dos arquivos escolares. Houve uma associação significativa ($p<0,05$) entre o peso com 1 ano de idade e o conteúdo mineral do osso, mensurados no corpo vertebral e colo do fêmur. Essas relações foram observadas independentemente do peso e do índice de massa corpórea. Essa associação entre peso na infância e massa óssea na vida adulta foi confirmada em outro estudo de coorte com homens e mulheres aos 60 a 75 anos de idade, nascidos e ainda vivos em Hertfordshire, na Inglaterra. Essa relação se manteve após o ajuste para marcadores genéticos de risco para osteoporose, como o polimorfismo gênico para o receptor da vitamina D (VDR), e de características de estilo de vida na fase adulta que podem influenciar a massa óssea (atividade física, ingestão de cálcio, consumo de álcool e fumo).

Outras observações verificaram que as influências genéticas na densidade óssea do adulto podem ser modificadas pela subnutrição fetal. Esses estudos verificaram o peso ao nascer com a densidade mineral óssea do corpo vertebral lombar, de acordo com a presença do gene para o receptor da vitamina D (VDR). Verificaram que a relação do genótipo com a densidade mineral óssea variava de acordo com o peso ao nascer.

Estudo de coorte finlandês com aproximadamente 7.000 homens e mulheres, nascidos entre 1924 e 1933, em que se sabia o peso ao nascer e na infância, verificou a incidência de fratura de quadril na vida adulta. Foi observado, após ajustes para o sexo, idade e condições socioeconômicas, um maior risco para fraturas naqueles com altura materna elevada ($p<0,01$) e baixa velocidade de crescimento na infância ($p<0,01$).

Alguns estudos exploraram ainda o papel do eixo hipotalâmico-hipofisário na patogênese da osteoporose. O perfil do hormônio do crescimento e cortisol circulantes foi comparado com a densidade óssea de homens e mulheres em que se conhecia o peso ao nascer. Esses estudos revelaram que o peso ao nascer e na primeira infância eram preditores dos níveis basais do hormônio do crescimento e do cortisol durante a vida adulta tardia. Esses dados também são compatíveis com a hipótese de que fatores estressores durante a vida intrauterina ou nos primeiros meses de vida alteram a sensibilidade da placa de crescimento ósseo ao hormônio do crescimento e ao cortisol. As consequências seriam uma redução no pico de massa óssea, predispondo a uma maior perda óssea durante a vida adulta tardia.

Estudos subsequentes nos Estados Unidos, Austrália e Escandinávia replicaram essas relações entre o peso na infância e a massa óssea na vida adulta. Um estudo recente em gêmeos avaliou a associação do peso ao nascer com a massa óssea entre 4.008 mulheres com idade de 47,5 anos. Uma associação significativa foi detectada entre o peso ao nascer e a massa óssea, após ajuste para peso e altura, mesmo entre os gêmeos monozigotos.

Esses dados sugerem que, mesmo em pessoas com idêntico padrão genético, uma relação entre o peso ao nascer e a densidade óssea na vida adulta pode ser detectada, indicando mudanças no fenótipo por alterações ambientais.

Em modelos animais podem ser replicadas as observações descritas no homem. Por exemplo, ratas gestantes alimentadas com dietas com baixo teor proteico apresentam gerações subsequentes com redução da massa óssea e alterações da placa epifisária. Restrição proteica materna também diminui a proliferação e diferenciação das células do estroma da medula óssea.

Numerosas pesquisas experimentais têm mostrado que hormônios, subnutrição e outras influências externas influenciam o desenvolvimento durante períodos sensitivos no começo da vida, programando permanentemente a estrutura e fisiologia dos tecidos e sistemas do corpo humano. Um exemplo claro disso é o sexo dos répteis. Ovos de crocodilo incubados a 30°C originam fêmeas, enquanto a 33°C nascem apenas machos. Temperaturas entre 30°C e 33°C originam proporções semelhantes de machos e fêmeas.

O consumo do cálcio na infância também é um fator que está relacionado à massa óssea. Em gemelares, o suplemento com esse micronutriente a um dos gêmeos, leva a um aumento significativo de sua massa óssea em relação àquele que permaneceu ingerindo quantidades normais, de acordo com as Recommended Dietary Allowances (RDA). Essa ingestão é primordial nas fases de maior crescimento ósseo, nos primeiros anos de vida e na puberdade. O balanço do cálcio no organismo também é influenciado por outros fatores da dieta que podem influenciá-lo negativamente ao aumenar a sua excreção urinária, como altas quantidades de sal, proteínas, fósforo, refrigerantes, cafeína e álcool. Estudos de coortes históricos mostraram que o consumo de cálcio na infância estava associado com o risco de ocorrência de fraturas e o desenvolvimento de osteoporose na fase adulta. Entretanto, revisões sistemáticas com metanálise mostram um pequeno efeito da suplementação do cálcio na densidade mineral óssea, o que não oferece suporte à estratégia de saúde pública para administração de cálcio sistematicamente às crianças saudáveis.

Atividade física tem sido apontada como um importante fator para o aumento da massa óssea, reduzindo consequentemente o risco de fraturas. A inatividade física leva à redução da massa óssea por diminuição da estimulação mecânica dos osteoblastos. Vários estudos transversais têm apontado que as pessoas que praticam exercícios de resistência apresentam uma maior densidade mineral óssea quando comparadas com aquelas não praticantes. Atletas que participam de esportes de alto impacto também têm maior densidade óssea quando comparados com aqueles que praticam esportes de baixo impacto. Revisões sistemáticas com metanálises de ensaios clínicos randomizados apontam que programas de exercícios físicos previnem ou revertem em até 1% a perda óssea anual, quando analisados o corpo vertebral lombar e o colo do fêmur, tanto em mulheres na pré como na pós-menopausa. Esses programas também diminuem o risco de quedas e fraturas, especialmente nos idosos.

Exercícios físicos são ainda medidas eficazes na prevenção secundária da osteoporose. Estudos envolvendo mulheres osteopênicas na pós-menopausa têm mostrado que, após uma intervenção com programas de exercícios físicos de intensidade moderada a acentuada, há uma redução importante da osteopenia. Um ensaio clínico recentemente publicado com 98 mulheres idosas mostrou aumentos de 0,5% e 1,4% da cortical da tíbia, respectivamente, com programas de exercícios de agilidade e de resistência por 6 meses. Em conclusão, programas de exercícios físicos, principalmente aqueles de resistência, são estratégias importantes para a prevenção, tanto primária como secundária, da osteoporose. É importante que a atividade física tenha início na infância e se estenda por toda a adolescência, e que se mantenha esse hábito da prática de exercícios físicos por toda a vida.

## PREVENÇÃO

Apesar de a osteoporose ter sua determinação genética, herança de caráter poligênico, os fatores ambientais exercem grande influência na sua gênese. A principal medida para a prevenção primária da osteoporose, de maior efetividade e baixo custo, consiste na promoção da saúde óssea, ou seja, propiciar o pleno desenvolvimento da massa óssea. O pico da massa óssea é atingido no final da adolescência e depende de que a programação genética do crescimento ósseo não sofra insultos ambientais que determinem alterações nesse fenótipo, especialmente nas três fases da vida em que apresenta uma maior velocidade de crescimento (o último trimestre da vida intrauterina, os primeiros meses de vida pós-natal e o estirão da adolescência).

A prevenção da osteoporose deve ter início na realização do pré-natal. Orientação alimentar para que a gestante tenha suas necessidades calóricas e proteicas supridas, assim como as dos minerais, especialmente do cálcio, é de fundamental importância. Também a monitorização do crescimento fetal, detectando precocemente os seus desvios e fazendo as intervenções necessárias, é uma medida de extrema relevância que pode contribuir para a saúde no presente e no futuro desses conceptos.

Durante os 6 primeiros meses de vida estimular o aleitamento materno exclusivo que atenda a todas as necessidades nutricionais da criança, promovendo um pleno crescimento ósseo. Para as mães, o aleitamento materno também oferece vantagens em relação ao sistema ósseo. Apesar de durante a lactação a mãe produzir cerca de 800mL a 1.000mL de leite por dia, o que representa uma perda materna diária de 200mg de cálcio, vários estudos mostram uma maior densidade mineral óssea entre as mães que amamentaram, assim como um menor risco de fraturas. Uma outra importante vantagem para os bebês amamentados é que não estão sujeitos a rápidas velocidades de crescimento, que podem, às vezes, contribuir para uma menor mineralização óssea.

Na adolescência, também evitar desvios nutricionais, promovendo uma alimentação que atenda às necessidades proteicas, calóricas e de gorduras, assim como as dos sais minerais, especialmente o cálcio (cerca de 1,5g/dia). O Framingham Osteoporosis Study observou que a ingestão de frutas e vegetais, pela oferta de potássio, magnésio e vitamina K, aumentava a densidade mineral óssea e diminuía o risco de fraturas nos idosos. Combater de forma drástica a inatividade física é outra medida para promover a saúde óssea na vida adulta e na senescência.

Fatores de risco para a osteoporose, como o tabagismo e o uso de bebidas alcoólicas, maus hábitos que habitualmente têm início na adolescência, devem ser prevenidos por meio de esclarecimentos, campanhas e exemplos, principalmente em casa e na escola. O uso abusivo de café, de refrigerante, o excesso de sal, a restrição ou superoferta proteica, por diminuírem a absorção do cálcio e também proporcionarem sua maior excreção, devem ser evitados desde cedo para não criar hábitos alimentares de risco para a osteoporose.

As recomendações da ingestão diária de cálcio são de cerca de 500mg/dia para lactentes e pré-escolares, 1.000mg/dia para escolares e 1.500mg/dia na adolescência. O cálcio pode ser encontrado em várias fontes alimentares animais e vegetais. São alimentos ricos em cálcio o leite, iogurte, queijos, carne de peixe e verduras.

As necessidades de vitamina D (400 UI) devem ser supridas na alimentação (ovos, peixes, vísceras...). Uma adequada exposição aos raios solares (ultravioleta) é necessária para a produção de vitamina D a partir de seu precursor o 7-deidrocolesterol (provitamina $D_3$), presente na gordura e na pele. A exposição solar deve ter início nos primeiros dias de vida e se dar diretamente na pele. O uso de roupas ou a exposição ao sol por meio de vidros diminui a eficácia da síntese pela pele da vitamina D. Nos casos de uso crônico de corticosteroides preconiza-se a suplementação de cálcio e vitamina D.

A prática da atividade física é de extrema importância na prevenção da osteoporose, devendo ser estimulada já a partir do segundo ano de vida. O osso apresenta maior suscetibilidade à perda de massa óssea pela inatividade do que a capacidade de ganhá-la com o aumento da atividade física; a perda de 1% de massa óssea que ocorre após 1 semana de restrição total por imobilidade física leva cerca de 1 ano para ser recuperada com o aumento da atividade física. Dessa forma, o combate ao comportamento sedentário das crianças deve ser o maior possível, iniciando com restrições aos longos períodos gastos assistindo TV, jogando videogames ou surfando na Internet. Concomitantemente, devem ser proporcionados espaço físico e atividades de lazer nas quais as crianças possam andar, correr, pular, jogar bola, brincar etc. Atividades como andar, correr, exercícios com peso têm mais efeito sobre os ossos do que as que não recebem carga, como bicicleta e natação. A atividade física deve ser exercida de modo regular e contínua; para crianças recomenda-se cerca de 1 hora diária. Adolescentes do sexo feminino que praticam exercícios extenuantes correm o risco de desenvolver amenorreia, o que é prejudicial em relação ao ganho de massa óssea.

## CONCLUSÃO

Estratégias para a prevenção da osteoporose devem ter início na vida fetal e se prolongar durante toda a infância e adolescência, com o intuito de que seja formado um pico de massa óssea adequado. Essa prevenção, após a formação do pico de densidade óssea, deve ser estendida durante toda a vida adulta com o objetivo de diminuir a perda da massa óssea, processo inexorável que tem início a partir da terceira década de vida. Nessa estratégia é de fundamental importância o papel daqueles profissionais de saúde que assistem a gestante, a criança e o adolescente.

## BIBLIOGRAFIAS


Campos MA, Liphaus BL, Silva CA, Pereira RM. Osteoporose na infância e na adolescência. *J. Pediatr.* (Rio de Janeiro), 2003; *79* (6): 481-8.

Carter ND, Kannus P, Khan KM. Exercise in the prevention of falls in older people: a systematic literature review examining the rationale and the evidence. *Sports Med*, 2001; *31*: 427-38.

Cooper C, Cawley MID, Bhalla A, Egger P, Ring F, Morton L, Barker DJ. Childhood growth, physical activity and peak bone mass in women. *J Bone Min Res*, 1995; *10*: 940-7.

Cooper C, Fall C, Egger P, Hobbs R, Eastell R, Barker DJ. Growth in infancy and bone mass in later life. *Ann Rheum Dis*, 1997; *56*: 17-21.

Cooper C, Javaid K, Westlake S, Harvey N, Dennison E. Developmental origins of osteoporotic fracture: the role of maternal vitamin D insufficiency. *J Nutr*. 2005; *135* (11): 2.728S-34S.

Cooper C, Westlake S, Harvey N, Javaid K, Dennison E, Hanson M Review: developmental origins of osteoporotic fracture. *Osteoporot Int* 2006; *17* (3): 337-47.

Cooper C, Westlake S, Harvey N, Dennison E. Developmental origins of osteoporotic fracture. *Adv Exp Med Biol* 2009; *639*: 217-36.

Dennison EM, Syddall HE, Sayer AA, Gilbody HJ, Cooper C. Birth weight and weight at 1 year are independent determinants of bone mass in the seventh decade: the Hertfordshire cohort study. *Pediatr Res*, 2005; *57* (4): 582-6.

Gluckman PD, Hanson MA, Morton SM, Pinal CS. Life-long echoesa critical analysis of the developmental origins of adult disease model. *Biol Neonate* 2005; *87* (2): 127-39.

Gregg EW, Pereira MA, Caspersen CJ. Physical activity, falls, and fractures am,ong older adults: a review of the epidemiologic evidence. *J Am Geriatr Soc*, 2000; *48*: 883-93.

Harvey N, Cooper C. The developmental origins of osteoporotic fracture. *J Br Menopause Soc*, 2004; *10*(1): 14-5, 29.

Javaid MK, Holt RI. Understanding osteoporosis. *J Psychopharmacol*, 2008; *22* (2 Suppl): 38-45.

Kajantie E. Early-life events. Effects on aging. *Hormones (Athens)*, 2008; *7* (2): 101-13.

Keen R, Egger P, Fall C, Major P, Lanchbury J, Spector TD, Cooper C. Polymorphisms of the vitamin D receptor, infant growth and adult bone mass. *Calcif Tiss Int*, 1997; *60*: 233-5.

Kemmler W, Lauber D, Weineck J *et al.* Benefits of 2 years of intense exercise on bone density, physical fitness, and blood lipids in early postmenopausal osteopenic women: results of the Erlangen Fitness Osteoporosis Prevention Study (EFOPS). *Arch Intern Med* 2004; *164*: 1.084-91.

Kenn R. Osteoporosis: strategies for prevention and management. *Best Pract Res Clin Rheumatol*, 2007; *21* (1): 109-22.

Lanham SA, Roberts C, Cooper C, Oreffo RO. Intrauterine programming of bone. Part 1: alteration of the osteogenic environment. *Osteoporos Int*, 2008; *19* (2): 147-56.

Lanham SA, Roberts C, Perry MJ, Cooper C, Oreffo RO. Intrauterine programming of bone. Part 2: alteration of skeletal structure. *Osteoporos Int*, 2008; *19* (2): 157-67.

Liu-Ambrose, Khan KM, Eng JJ *et al.* Both resistance and agility training increase cortical boné density in 75 to 85 year-old women with low boné mass: a 6 month randomized controlled trial. *J Clin Densitom*, 2004; *7*: 390-8.

Marques-Neto JF, Lederman R. Osteoporose – Brasil ano 2000. Ed. Limay, 1995, p.137.

Torres JM, Gutie S. Osteoporosis Committee of Pan-American League of Associations for Rheumatology (PANLAR). The burden of osteoporosis in Latin America. *Osteoporos Int*, 2004; *15*: 625-32.

Warburton DE, Gledhill N, Quinney A. The effects of changes in musculoskeletal fitness on health. *Can J Appl Physiol*, 2001; *26*: 161-216.

Winzenberg T, Shaw K, Fryer J, Jones G. Effects of calcium supplementation on boné density in healthy children: meta-analysis of randomised controlled trials. *BMJ*, 2006; *333* (7.572): 775-81.

Winzenberg TM, Shaw K, Freyer J, Jones G. Calcium supplementation for improving bone mineral density in children. *Cochrane Database Syst Rev*, 2006; *19* (2): CD005119.

Wolff I, van Croonenborg JJ, Kemper HC *et al.* The effect of exercise training programs on bone mass: a meta-analysis of published controlled trials in pre- and postmenopausal women. *Osteoporosis Int,* 1999; *9*: 1-12.

CAPÍTULO 14

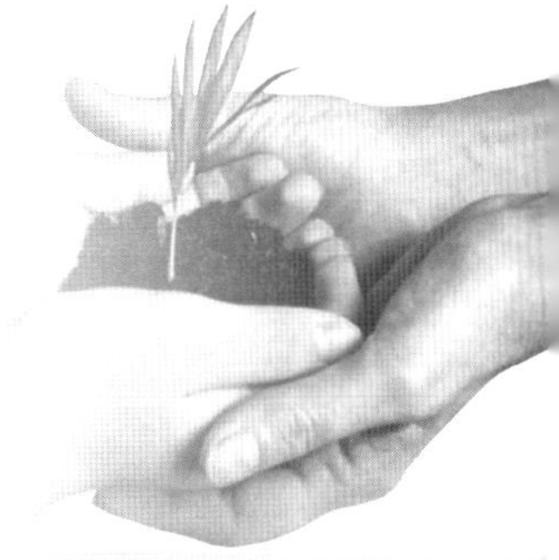

# Origem Fetal e na Infância das Doenças Alérgicas

Emanuel Sarinho • Anna Caroline M. Arruda

## INTRODUÇÃO

O aumento na prevalência das doenças alérgicas (asma, rinite e dermatite atópica) vem acontecendo de forma progressiva nos últimos 15 a 20 anos. Apesar dos avanços recentes no seu tratamento, a morbidade continua aumentando. Estima-se que 4% a 6% das crianças apresentam, em algum período, algum tipo de alergia alimentar; 8% a 10%, asma; e 15% a 25%, rinite alérgica.[1]

Há cerca de uma década, a maioria dos pesquisadores correlacionava a etiologia das doenças alérgicas apenas como secundária à exposição alergênica. O mecanismo proposto era baseado na sensibilização atópica pós-exposição a esses alérgenos, ocorrendo principalmente na primeira infância. O contato recorrente desencadearia o desenvolvimento de um processo inflamatório, com predomínio de células eosinofílicas, que se expressariam, clinicamente, como sintomas de doenças alérgicas, tais como hiperreatividade brônquica e obstrução reversível ao fluxo aéreo, causando dispneia e hipersecreção pulmonar.[2]

Atualmente, essa visão acerca da etiologia das doenças alérgicas vem sendo aprimorada, uma vez que as pesquisas indicam que além da predisposição genética existem fatores de risco estabelecidos para a atopia e fatores protetores, especialmente quando incidem no início da vida, por tempo suficientemente prolongado.[2] Portanto, a exposição a alérgenos não parece ser a causa primária das doenças alérgicas, nem explica o aumento global da incidência desses agravos à saúde. O Estudo Internacional de Asma e Alergias na Infância (International Study of Asthma and Allergies in Childhood) [ISAAC][3] vem se apresentando como de fundamental importância nesses avanços recentes do conhecimento das doenças atópicas.

Existe uma teoria geral que explica o aumento na prevalência das doenças alérgicas, segundo a qual, com a modernidade, o ser humano vem sendo submetido a um processo de mudanças, tanto no ambiente intrauterino quanto no período pós-natal neonatal. As mudanças na dieta materna e dos lactentes, na amamentação, da composição da microflora intestinal, a tendência ao maior crescimento fetal nos dias atuais, o desaparecimento das famílias numerosas, o menor número de infecções no primeiro ano de vida, o uso recorrente de antibióticos, a vacinação, entre outros, são alguns dos fatores que podem estar implicados.[4]

Estudos também focam e ressaltam as questões ambientais, como as diferenças entre a incidência de asma nas populações urbana e rural[5], a importância da exposição aos hábitos relacionados aos estilo de vida, da etnia, do grau de ocidentalização etc. Esses revelam possíveis aspectos etiológicos, relacionados ao padrão global de distribuição das patologias alérgicas.

O aprendizado desses conceitos merece ampla investigação, uma vez que a identificação de possíveis fatores de risco serve de base para elaboração de recomendações para a prevenção, tanto em crianças consideradas de alto, médio e baixo risco para as atopias. O ideal seria o reconhecimento da predisposição genética desde o nascimento e a implementação dos métodos para a redução da sensibilização.

Vários marcadores imunológicos têm sido estudados, incluindo nível de IgE no sangue do cordão umbilical, níveis séricos de IgE por faixa etária, nível de IgE específica, eosinofilia, dosagem de proteína catiônica eosinofílica, dosagens de interferon e interleucinas, nível do receptor de baixa afinidade de IgE (CD23), entre outros[1]; no entanto, os melhores preditores para o desenvolvimento de alguma doença alérgica são a elevação da IgE no sangue do cordão umbilical e a história familiar positiva, sendo o primeiro parâmetro mais utilizado em pesquisas científicas, já que não apresentou bom custo/benefício para uso clínico.

As causas das alergias, de um modo geral, e da sensibilização intraútero ou no período neonatal ainda não estão completamente esclarecidas. No entanto, alguns fatores podem ser identificados como contribuintes para a sensibilização materna e a subsequente transferência do risco de desenvolvimento de doenças alérgicas para o feto, como também aqueles fatores que atuam diretamente no neonato ou criança.[6] Alguns fatores estão assim detalhados:

## FATORES SENSIBILIZANTES MATERNOS

### Dieta durante a gravidez

A alimentação da gestante deve ser bem balanceada e composta por diferentes nutrientes, pois contribui para a elaboração do seu perfil imunológico e o do bebê.[7] Se a mãe ou algum parente em primeiro grau já forem alérgicos a algum alimento (amendoim, nozes, peixe, ovo, leite etc.), deverá evitá-lo, nos últimos 3 meses de gestação, como efeito protetor para o feto. Da mesma forma, as pesquisas indicam que um incremento de cálcio, zinco, fósforo e magnésio, na dieta materna, reduz o risco de sensibilização.[6] Com relação à vitamina D, existem duas hipóteses diferentes[8,9], em que uma delas indica que o excesso de vitamina D, na forma de suplementos, pode contribuir para um aumento no risco, principalmente de alergias alimentares. Contudo, a deficiência de vitamina D, causada pela baixa exposição solar, foi incriminada como responsável pelo aumento nos casos de asma e de outras alergias na região Norte dos Estados Unidos.

A dieta materna com margarinas e óleos vegetais parece induzir mais eczema nos 2 primeiros anos de vida do que a dieta rica em ácidos graxos insaturados do tipo ômega 3, contidos nos peixes, principalmente quando consumidos nas 4 últimas semanas de gravidez, podendo ter um efeito protetor.[6] O mecanismo fisiológico sugerido é a redução do estresse oxidativo do feto, diminuindo os níveis de leucotrienos e das proteioquinases pelas células T.

Um estudo em humanos mostrou que o consumo de peixe ou óleo de peixe reduz a incidência de dermatite atópica.[6] Dietas ricas em frutas cítricas, nozes e apimentados aumentam o risco para sensibilização alérgica, principalmente alimentar, no concepto.

De um modo geral, os alimentos ricos em lipídeos saturados, consumidos em excesso durante a gravidez, parecem aumentar o risco de sensibilização, enquanto o consumo de proteínas, carboidratos e alimentos lácteos pode resultar em um efeito preventivo das alergias. Os ácidos linoleicos conjugados, presentes no leite e derivados, parecem ter ação anti-inflamatória. No entanto, os estudos mais recentes indicam que esse benefício não se aplica às crianças que têm história familiar positiva.[10]

## O papel da vitamina D

A deficiência da vitamina D tem sido redescoberta como um problema de saúde pública mundial. Pensava-se que essa deficiência estava erradicada, em razão da fortificação de alimentos, pela indústria, bem como do aparente desaparecimento dos casos de raquitismo. No entanto, a deficiência de vitamina D tem sido associada a muitos transtornos, inclusive doenças atópicas, fato esse que pode estar associado às mudanças comportamentais da população, principalmente o aumento das atividades realizadas dentro de casa, em substituição às realizadas ao ar livre, consequência da recente ocidentalização que vêm sofrendo.[11]

A vitamina na forma ativa não ocorre naturalmente no ser humano, necessitando que seja metabolizada e, consequentemente, transformada de 7-dihidrocolesterol (inativo) até a forma 1,25-dihidroxivitamina D3 (ativa), mecanismo iniciado com a exposição da pele à luz solar e que tem participação do fígado e dos rins. Está presente, naturalmente, em peixes, óleo de fígado de peixe, gema de ovo, fígado e outras vísceras.

Os principais determinantes da vitamina D incluem exposição ao sol, o tempo ao ar livre, a dieta e o uso de suplementos vitamínicos, latitude, estação do ano e a cor da pele, entre outros. O nível circulante desejável da forma ativa está entre 30-40ng/mL.[11]

Os estudos indicam que a vitamina D exerce um papel fundamental no crescimento e maturação pulmonar fetais. O consumo pré-natal mais elevado das fontes de vitamina D parece ter um papel protetor contra a sibilância na criança. Existe ainda um papel indireto por meio dos múltiplos efeitos imunes dessa vitamina.

O nível adequado para que a vitamina D exerça essas funções ainda está incerto, porém se apresenta como uma promessa de prevenção primária da asma, reduzindo suas exacerbações e diminuindo a resistência às drogas esteroides, tão utilizadas no controle clínico.

## Exposição ao fumo e álcool

Um dos fatores de risco mais discutidos, em todos os grupos etários, é a exposição à fumaça do cigarro, tanto ativamente quanto no ambiente.[7] O cigarro aumenta o risco de alergias respiratórias IgE mediada. A prevalência de asma foi de 17,8% nas crianças cujas mães eram fumantes, em comparação com 7,8% de filhos de não fumantes. Cerca de 50% das crianças filhas de fumantes desenvolvem dermatite atópica, contra 35% das crianças de não fumantes.[1]

Em amostras de sangue de neonatos cujas mães fumaram na gravidez, demonstrou-se nível elevado de IgE total e eosinófilos. O risco de indução de IgE específica contra alérgenos ambientais foi maior quando a criança ficava exposta à fumaça durante os primeiros 2 meses de vida.[12] Há relatos de que quando o pai fuma na sala aparece derivado da nicotina na urina do filho que se encontrava no quarto.

Evitar exposição passiva ao fumo pode ser a mais efetiva medida de controle ambiental na prevenção primária e secundária das alergias respiratórias.

O fumo deve ser terminantemente proibido na gestação e deve ser banido do ambiente da casa da criança e do automóvel. Mesmo quando o familiar não está fumando no ambiente, o odor residual é agressor ao epitélio respiratório.

O álcool consumido pela gestante é um fator de risco documentado para o aumento dos níveis de IgE específica para alérgenos alimentares e aeroalérgenos.[6]

## Uso de medicações antiácidas

As alterações hormonais da gravidez, bem como o crescimento fetal, frequentemente provocam refluxo, azia e dores epigástricas na gestante. Aproximadamente 70% delas referem esses sintomas, principalmente no último trimestre da gravidez, estando propensas a usar drogas antiácidas para alívio desse quadro. No entanto, os estudos indicam que a supressão ácida, elevando o pH estomacal, aumenta o risco de sensibilização para alimentos no concepto.[6]

## Fatores emocionais maternos

O estresse, a ansiedade e a depressão maternos podem estar associados ao desenvolvimento de asma na infância. Esses sintomas elevam o nível do cortisol materno e, consequentemente, no líquido amniótico, possivelmente por meio de um efeito que interfere na barreira e na função placentária. Além disso, a passagem transplacentária do cortisol vai atuar no eixo hipotálamo-hipófise-adrenal do feto, levando à alteração na resposta ao estresse após o nascimento.[13]

## Dieta materna durante a lactação

Antígenos bovinos, ovoalbumina e gliadina foram detectados no leite humano cerca de 2 a 6 horas após o consumo materno desses alimentos.[1]

Existem várias controvérsias nas pesquisas sobre a influência da dieta materna, durante a lactação, e a sensibilização alérgica. Alguns indicam que a exposição aos alérgenos, mesmo por meio do leite materno, pode ser necessária para o desenvolvimento de tolerância no bebê. Contrariando essa definição, estudos mais recentes sugerem que a sensibilização (principalmente a amendoim, leite e ovo) que ocorre por meio da amamentação pode ser responsável por reações alérgicas na criança.[6] Nesses mesmos estudos, no entanto, observou-se que mães de crianças sensibilizadas não consumiram quantidades significativas dos respectivos alimentos, durante a gravidez e, mais importante, as crianças de mães que evitaram esses alimentos com possível risco não foram protegidas da sensibilização. Segundo a Cochrane Database, não foram encontradas evidências de que restrição dietética na mãe lactante de alto risco para alergias possa prevenir a atopia em crianças.[14]

## Exposição materna ao ambiente rural

Um modelo promissor de proteção para atopia é a exposição materna ao ambiente rural. As crianças que crescem em fazendas têm demonstrado um risco menor de desenvolvimento de doenças alérgicas tanto na infância quanto na fase adulta. Vários estudos têm demonstrado que o contato materno com estábulos e celeiros, expondo-se a várias espécies animais, bem como o consumo de leite de vaca *in natura*, protege a criança das atopias. Considerando-se a modulação imune da mãe interferindo no concepto, o conceito de proteção é que a exposição rural, principalmente a microbiótica, induz a imunidade inata, desviando o eixo para o padrão Th1, levando a um decréscimo nas citocinas produzidas pelos linfócitos Th2.

Essas observações sugerem que a influência da modulação ambiental, mesmo no período fetal, é significativa e reforça a interação imune materno-fetal.[15]

# FATORES SENSIBILIZANTES PERINATAIS

## Parto normal *vs.* parto cirúrgico

Um estudo recente indica que o parto cirúrgico está relacionado ao aumento da prevalência de rinite alérgica e outras atopias. Outro estudo demonstra o aumento nos episódios agudos de asma e níveis elevados de IgE específica para alimentos em crianças nascidas de parto cesariano. A razão pode estar relacionada à falta de contato com as bactérias da flora vaginal que podem ter ação imunomoduladora e probiótica. No entanto, essa hipótese não está confirmada, necessitando de outras investigações.[6]

## Prematuridade e baixo peso ao nascer

A prematuridade e o baixo peso ao nascer não estão associados ao aumento do risco de alergias alimentares na infância. O risco de sensibilização para aeroalérgenos não está bem estabelecido, com exceção de um estudo que indica uma queda na função pulmonar observada em adolescentes que foram prematuros extremos (<28 sem), mas que pode estar relacionada a outras causas.[6]

## Corioamnionite

A corioamnionite é um fator de risco potencial para o desenvolvimento de asma na infância, principalmente quando associada com prematuridade. O mecanismo fisiológico parece ser a associação de corioamnionite com uma intensa resposta inflamatória, com elevação dos níveis séricos de TNF, IL-6 e IL-8. Essas citocinas estão associadas a doenças respiratórias crônicas, sendo encontradas em crianças com episódios recorrentes de sibilância, principalmente após exposição viral. Contudo, esses estudos necessitam de posteriores confirmações.[16]

## Estação do ano × época do nascimento

A influência das estações do ano sobre a prevalência das atopias vem sendo cada vez mais estudada. Essa interferência é mais significativa nas regiões com clima bem definido e que apresentam a fase de polinização. As crianças que nascem nessa época do ano podem desenvolver rinite alérgica por sensibilização ao pólen.[6]

## FATORES SENSIBILIZANTES PÓS-NATAIS

### Hipótese da higiene

A mudança nas condições de vida da população, principalmente ocidental, com melhores condições de higiene, reduzindo o contato precoce com micro-organismos, o uso irrestrito de antibióticos, a vacinação em massa e o uso de dietas industrializadas, parece encontrar-se relacionada com a redução da incidência das doenças alérgicas.[17]

A asma é uma doença na qual existe um desequilíbrio no sistema imune. Acredita-se que haja uma hiperfunção de linfócitos Th2 com deficiente ação de linfócitos reguladores. A hipótese da higiene se baseia no fato de que exposição insuficiente às bactérias ambientais, durante a vida intrauterina e quando lactentes, pode direcionar as respostas imunes para o padrão Th2. É importante ressaltar que o predomínio do padrão Th2 na gestação é indispensável para o sucesso da gravidez.[6] No entanto, esse padrão predominante deve ser contrabalanceado, após o nascimento, tanto com uma redução do padrão Th2 quanto com uma elevação das respostas Th1, o que é determinado pelo contato com os micro-organismos do ambiente, durante o nascimento e a amamentação.

A colonização intestinal do neonato, que depende desses contatos, é crucial para o desenvolvimento da imunidade da mucosa intestinal e indução da tolerância imune.[17] De acordo com essa hipótese, as infecções respiratórias agudas, principalmente nos 9 primeiros meses de vida, parecem reduzir a incidência de asma, dermatite atópica, aos níveis séricos de IgE. Foi demonstrado que irmãos mais jovens apresentavam menos rinite alérgica do que seus irmãos mais velhos, porque adquiriam infecções virais com maior frequência.[18]

A hipótese da higiene também explica por que as crianças que frequentam creches estão mais protegidas para asma a longo prazo, apesar de adoecerem mais na idade de lactente e pré-escolar.

Apesar dessas considerações, a hipótese da higiene não explica por que as doenças autoimunes de células Th1 aumentaram no mesmo intervalo de tempo que as doenças Th2. Existem ainda estudos que indicam que as alterações pulmonares em crianças asmáticas, nos países subdesenvolvidos, estão presentes mesmo antes da ocorrência de qualquer infecção.[17]

## Uso de antibióticos e associação com infecções respiratórias

O tratamento antibiótico no período neonatal se apresenta como fator de risco para o desenvolvimento de episódios de asma entre os 6 e 12 meses de vida.[6] Johnson *et al.* revelaram que a atopia, definida com teste cutâneo positivo e níveis elevados de IgE específica, aos 6 e 7 anos de idade se encontra associada com o uso de antibióticos nos primeiros 6 meses de vida. O mecanismo responsável é o desequilíbrio na flora intestinal, pelos antibióticos, levando às alterações no sistema imune da mucosa.[19]

Os vírus respiratórios, como o vírus sincicial respiratório, rinovírus, metapneumovírus, parainfluenza tipo 3 e influenza, estão associados ao maior risco de sibilância em lactentes e pré-escolares. Em populações de baixa renda, a pneumonia bacteriana também foi associada à sibilância recorrente, porém outros estudos são necessários.[20]

## Amamentação, uso de fórmulas lácteas e introdução dos alimentos sólidos

O aleitamento materno apresenta vários benefícios à saúde e deve ser incentivado. Isto é particularmente verdadeiro nos países em desenvolvimento, em que a proteção contra infecções pode ser uma questão de vida ou morte. Os benefícios da amamentação são, principalmente, de caráter nutricional, imunológico e psicológico. Os primeiros estudos sobre o papel da amamentação na prevenção das doenças alérgicas surgiram em 1936.[1] Os resultados desse estudo foram corroborados ao longo das últimas décadas.

O desmame precoce e a introdução antecipada dos alimentos sólidos têm sido discutidos como prováveis determinantes de alergias.[6] Um estudo de revisão de Murano *et al.* concluiu que pacientes de alto risco, em amamentação exclusiva por pelo menos 4 a 6 meses, evitando-se o uso do alimento sólido e leite de vaca, apresentam uma prevenção efetiva das doenças alérgicas, principalmente dermatite atópica e alergia ao leite de vaca, nos primeiros 2 anos de vida.[21] De acordo com as publicações da European Academy of Allergology and Clinical Immunology, a amamentação reduz os episódios de dispneia associados com os episódios agudos de infecções respiratórias em crianças até 4 anos de idade.[22]

Outro estudo tem demonstrado uma redução na prevalência das atopias quando fórmulas de soja são usadas como substitutas do leite de vaca; no entanto, a soja não aparenta ser hipoalergênica; portanto, não deve ser usada como profilática para alergia ao leite de vaca.[1]

As fórmulas à base de hidrolisados proteicos podem ser usadas na tentativa de prevenir alergia ao leite e sempre serem ponderados a efetividade e o custo.

Em um estudo duplo-cego, placebo controlado, com mais de 1.200 neonatos, seguidos por 10 anos, observou-se que a exposição precoce ao alimento sólido determinou um importante aumento na prevalência da dermatite atópica em relação àqueles que não se expuseram. Essa relação é mais importante aos 2 anos de idade e continua ao longo dos 10 anos do estudo.[1]

## Probióticos e prebióticos

Probióticos são considerados como um suplemento de micro-organismos vivos que afetam beneficamente o organismo, por melhorar o equilíbrio da microbiota intestinal. Os prebióticos são definidos como substâncias que, quando ingeridas, não são digeridas e absorvidas no intestino delgado, e, ao atingirem o cólon, estimulam seletivamente uma bactéria ou grupo de bactérias (por exemplo, bifidobactérias) da microbiótica, proporcionando efeito benéfico à saúde do hospedeiro.[23]

Tem-se atribuído enorme potencial de aplicação dessas substâncias em vários campos da saúde humana, incluindo infecções, alergias, inflamações e neoplasias. Os probióticos agem aumentando a acidez do trato intestinal, inibindo a multiplicação das bactérias com potencial de dano ao epitélio intestinal. Também produzem substâncias denominadas bacteriocinas, que auxiliam na destruição de micro-organismos indesejáveis. O aumento de lactobacilos e de bifidobactérias também equilibra a flora intestinal pela competição por nutrientes e por receptores de adesão intestinal.[23]

O intestino é o maior órgão linfoide do corpo humano e representa importante palco de reações imunológicas, incluindo a presença de anticorpos, como a IgA secretora, e várias células imunocompetentes, presentes na lâmina própria. Os efeitos imunológicos dos probióticos incluem o aumento da secreção de interferon e a redução do número de eosinófilos em pacientes com alergia a leite de vaca e dermatite atópica, em decorrência do desvio da resposta imunológica para o perfil Th1, auxiliando o desenvolvimento de tolerância. Ocorrem ainda uma redução das células CD 34+ e uma melhora clínica correspondente após o uso de probióticos.[23]

Esses efeitos podem ser cepa-específica e necessitam de novos conhecimentos em relação ao mecanismo de ação para que se possa explorar o seu potencial terapêutico.

## Vacinação

No estudo KOALA, lactentes vacinados seguindo programa de imunização local não apresentaram maior chance de desenvolver sibilância do que aqueles que não foram vacinados de acordo com o calendário local.[24]

As pesquisas vêm tentando ligar algum componente da imunização infantil como fator de risco para o desenvolvimento de asma na infância. Em um estudo na Nova Zelândia, 23 crianças que não receberam imunização para difteria/coqueluche e pólio, nas idades de 3 e 5 meses, respectivamente, e para sarampo, caxumba e rubéola, na idade de 12 a 15 meses, foram acompanhadas por 10 anos, e elas não apresentaram nenhum relato de asma, levando à suposição de que existe uma relação inversa entre imunização e doenças alérgicas. Outro estudo sugere que a vacinação contra a difteria não aumenta o risco de asma, e mesmo o uso da vacina acelular não parece mostrar nenhuma diferença nos sintomas de asma e rinite.[1]

Os efeitos da imunização são tão vantajosos que obscurecem qualquer risco de doença alérgica. Nenhum estudo comprovou, de forma definida, qualquer relação constante entre vacinação e aparecimento de asma.

## O papel da genética

Em uma coorte de 849 lactentes, aqueles em que as mães tinham diagnóstico médico de asma tiveram maior chance de apresentar sibilos no primeiro ano de vida. Nessa avaliação, aqueles cujos pais e irmãos, isoladamente, tinham história de asma apresentaram maior chance de crises de sibilos nos 12 primeiros meses de vida do que aqueles que não apresentaram história familiar positiva, evidenciando que os fatores genéticos são preponderantes para o desenvolvimento de asma.[20]

Os estudos realizados em famílias com filhos gemelares evidenciam que existem fatores genéticos envolvidos na predisposição para atopia.

Por exemplo, se um dos pais é portador de doenças alérgicas, o risco é de 25% a 40% de que seu filho desenvolva atopia; se ambos os pais são alérgicos, o risco aumenta para 50% a 70%. No entanto, as doenças alérgicas são multifatoriais e a genética não é o determinante único, sendo a sua contribuição na etiologia variável entre 48% e 79%.[26]

## Exposição a alérgenos domésticos

Numerosos estudos, principalmente retrospectivos, identificaram uma série de fatores ambientais que incidindo na primeira infância aumentam o risco das doenças atópicas.

O risco de desenvolver sibilância no início da vida está aumentado no sexo masculino, nas crianças que frequentam creches e, principalmente, que têm contato com altos níveis de alérgenos no ar ambiente, como aqueles originados de ácaros, baratas e epitélio de animais. À medida que a criança cresce e atinge a adolescência o risco de asma passa a ser mais frequente no sexo feminino.[20]

Apesar de ainda não ser conhecido o mecanismo, crianças expostas aos antígenos de fungos intradomiciliares (Penicillium, Cladosporium, Zygomymecete e Alternaria), no primeiro ano de vida, apresentam risco aumentado de crupe, pneumonia, bronquite, bronquiolite e asma.[20]

A relação entre a exposição a pequenas quantidades de poeira doméstica e o desenvolvimento de sensibilização na infância foi avaliada por um estudo de seguimento de 70 crianças de alto risco, até a idade de 11 anos. Aquelas expostas a maiores quantidades de poeira doméstica apresentaram mais sensibilidade e asma do que as que não se expuseram.[26]

## Contato com animais domésticos

A presença de animais domésticos durante a gestação e logo após o nascimento parece ser um fator de proteção contra a sibilância nos primeiros anos de vida. Crianças expostas a um ou mais cães ou gatos, dentro do domicílio, após o nascimento apresentam menor frequência de sibilância, apenas em idade precoce e para filhos de pais sem história de asma.[26]

## Obesidade

A asma pode ser mais prevalente na criança com excesso de peso. No entanto, ainda não está claro como o aumento precoce do peso na infância está relacionado ao risco elevado de asma. Estudos indicam que a criança com elevação do índice de massa corpórea (IMC), até os 8 anos de idade, apresenta uma maior chance de apresentar sibilância, risco esse que se mostra menor naquelas crianças com IMC adequado até a idade de 6 e 7 anos. Uma questão que permanece sem resposta é se aquelas crianças que foram obesas nos primeiros anos de vida, mas que adequaram seu IMC aos valores normais, ainda apresentam esse risco para asma.[27]

O mecanismo efetor desse aumento no risco para sibilância parece estar associado a alterações imunológicas que acontecem nos obesos. A obesidade está cada vez mais vista como um estado de inflamação sistêmica crônica. O tecido adiposo não é só um sítio de armazenamento de energia, mas também apresenta funções endócrinas e secreta vários fatores imunológicos, estando associado a níveis elevados de leptina e citocinas pró-inflamatórias, como Interleucinas, Fator de Necrose Tumoral e Proteína C Reativa, as quais influenciam a função pulmonar.[27]

## CONCLUSÃO

Os prováveis fatores de proteção das doenças atópicas estão listados no Quadro 14-1.

**Quadro 14-1** Fatores prováveis

- Dieta materna rica em Ca, Zn, P, Mg
- Uso materno de antiácidos
- Ansiedade, depressão, estresse materno

Frequência a creches

- Irmão mais velho
- Infecções respiratórias
- Uso de fórmulas lácteas
- Introdução precoce dos alimentos sólidos
- Probióticos/prebióticos
- Genética
- Alérgenos ambientais (poeira doméstica)
- Animais domésticos (cão e gato)

A relação das recomendações a serem seguidas pela gestante, na tentativa de evitar indução de doenças alérgicas, tanto no concepto quanto em si própria, ainda não está bem estabelecida devido aos inúmeros estudos controversos ou em andamento. A exposição ao fumo, tanto ativo quanto passivo, assim como o consumo de álcool devem ser evitados. Nenhuma dieta especial para a gestante e a lactante faz-se necessária, exceto quando a mãe ou a criança são diagnosticadas como sensibilizadas a algum antígeno alimentar.

As mães ou as crianças já com diagnóstico de atopia devem evitar contato com algumas fontes de alérgenos, como animais domésticos, poeira domiciliar, contato com algumas drogas e exposição ao fumo.

A amamentação deve ser incentivada durante, pelo menos, os 4 a 6 meses de vida.

O uso indiscriminado de medicamentos e a automedicação devem ser evitados, especialmente os antibióticos.

A definição do tempo certo onde se deve intervir, tanto no concepto e no recém-nascido, quanto na criança jovem, na tentativa de prevenção das doenças atópicas, necessita ser mais bem estabelecido. Ainda não se sabe bem o papel exato desses fatores. Vários são considerados controversos (Quadro 14-2) e alguns possíveis de atuarem como efeito protetor (Quadro 14-3). O grande desafio é investigar separadamente tanto as famílias atópicas quanto as não atópicas.

Todos os estudos concluem que não é possível prevenir completamente as doenças atópicas na infância; no entanto, essas recomendações podem ajudar a reduzir a intensidade ou retardar o aparecimento dos sintomas, principalmente da asma.

**Quadro 14-2** Fatores controversos

- Deficiência de vitamina D
- Dieta materna durante a lactação
- Parto normal
- Parto cirúrgico
- Prematuridade
- Baixo peso ao nascer
- Uso de fórmulas de soja
- Vacinação
- Obesidade

**Quadro 14.3** Fatores possíveis

- Ácidos graxos poli-insaturados
- Evitar alimentos alergênicos
- Exposição ao fumo
- Exposição ao álcool
- Exposição materna ao ambiente rural
- Corioamnionite
- Estação do ano *vs.* época do nascimento
- Hipótese da higiene
- Amamentação
- Sexo masculino

## REFERÊNCIAS BIBLIOGRÁFICAS


1. Mary V Lasley, MD. Allergic Disease Prevention and Risk Factor Identification. Immunology and Allergy Clinics of North America, 1999; *19*: 149-59.
2. Pearce N, Douwes J. The Latin American exception: Why is Childhood asthma so prevalent in Brazil? *J Pediatria*, 2006; *82*: 319-21.
3. Solé D, Wandalsen GF, Camelo-Nunes IC, Naspitz CK: ISAAC. Grupo Brasileiro. Prevalence of symptoms of asthma, rhinitis and atopic eczema among Brazilian children and adolescents identified by the International Study of Asthma and Allergies in Childhood (ISAAC) – Phase 3. *J Pediatria*, 2006; *82*: 341-6.
4. de Moraes MB, Jacob CM. The role of probiotics and prebiotics in pediatric practice. *J Pediatr* (Rio de Janeiro), 2006; *82* (5 Suppl): S189-97.
5. B. Majkowska-Wojciechowska, J. Petka, L. Korzon *et al.* Prevalence of allergy, patterns of allergic sensitization and allergy risk factors in rural and urban children. *Allergy*, 2007; *62*: 1.044-50.
6. Isabella Pali-Scholl, PHD, Harald Renz, MD and Erika Jensen-Jarolim, MD. Update on allergies in pregnancy, lactation and early childhood. *J Allergy Clin Immunol*, 2009; *123*: 1.012-21.
7. Devereux G. The increase in the prevalence of asthma and allergy: food for thought. *Nat Rev Immunol*, 2006; *6*: 869-74.
8. Wjst M, Hypponem E. Vitamin D serum levels and allergic rhinitis. *Allergy*, 2007; *62*: 1.085-6.
9. Milner JD, Stein DM, McCarter R, Moon RY. Early infant multivitamin supplementation is associated with increased risk for food allergy and asthma. *Pediatrics*, 2004; *114*: 27-32.
10. Greer FR, Sicherer SH, Burks AW. Effects of early nutritional interventions on the development of atopic disease in infants and children: the role of maternal dietary restriction, breastfeeding, timing of introduction of complementary foods, and hydrolyzed formulas. *Pediatrics*, 2008; *121*: 183-91.
11. Litonja A. Augusto. Childhood asthma may be a consequence of vitamin D deficiency. *Current Opinion in Allergy and Clinical Immunology*, 2009; *9*: 202-7.

12. Carlos E. Baena-Cagnani, R. Maximiliano Gómez, Rodrigo Baena-Cagnani and G. Walter Canônica. Impacto f environmental tobacco smoke and active tobacco smoking on the development and outcomes of asthma and rhinitis. *Current Opinion in Allergy and Clinical Immunology*, 2009; *9*: 136-40.
13. Hannah Cookson, MB, ChB, Raquel Granell, PhD, Carol Joinson, PhD, Yoav Ben-Shlomo, PhD and A. John Henderson, MD. Mothhers anxiety during pregnancy is associated with asthma in their children. *J Allergy Clin Immunol*, 2009; *123*: 847-53.
14. Kramer MS, Kakuma R. Maternal dietary antigen avoidance during pregnancy or lactation, or both, for preventing or treating atopic disease in the child. *Cochrane Database Syst Rev*, 2006; (*3*): CD000133.
15. Bianca Schaub, MD, Jing Liu, MD, Sabine Hoppler *et al.* Maternal farm exposure modulates neonatal immune mechanisms through regulatory T cells. *J Allergy Clin Immunol*, 2009; *123*: 774-82.
16. Rajesh Kumar, MD, Yunxian Yu, MD, Phd, Rachel E. Story, MD, MPH, Jacqueline A. Pongracic, MD *et al.* Prematurity, chorioamnionitis and the development of recurrent wheezing: A prospective birth cohort study. *J Allergy Clin Immunol*, 2008; *121*: 878-84.
17. Weiss ST. Asthma in early life: is the hygiene hypothesis correct? *J Pediatr* (Rio de Janeiro). 2008; *84* (6): 475-6.
18. Pearce N. DouwesJ. The Latin American exception: why is childhood asthma so prevalent in Brazil? *J Pediatr* (Rio de Janeiro). 2006; *82*: 319-21.
19. Johnson CC, Ownby DR, Alford SH. Antibiotic exposure in early infancy and risk for childhood atopy. *J Allergy Clin Immunol* 2005; *115*: 1.218-24.
20. Chong Neto HJ, Rosário NA, Grupo EISL Curitiba (Estudo Internacional de Sibilâncias em Lactentes). Risk factors for wheezing in the first year of life. *J Pediatr* (Rio de Janeiro), 2008; *84* (6): 495-502.
21. Murano A, Dreborg S, Halken S, Host A, Niggemann B, Aalberse R *et al.* Dietary prevention allergy diseases in infants and small children. Part III: critical review of published peer-reviewed observational and interventional studies and final recommendations. *Pediatr Allergy Immunol* 2004; *121*: 1.178-84.
22. Host A, Halken S, Muraro A *et al.* Dietary prevention allergy diseases in infants and small children. *Pediatr Allergy Immunol*, 2008; *19*: 1-4.
23. de Moraes MB, Jacob CM. The role of probiotics and prebiotics in pediatric practice. *J Pediatr* (Rio de Janeiro), 2006; *82* (5 Suppl): S189-97.
24. Ischa Kummeling, Carel Thijs, John Penders *et al.* Etiology of atopy in infancy: The KOALA Birth Cohort Study. *Pediatr Allergy Immunol*, 2005; *16*: 679-84.
25. Pinto LA, Stein RT, Kabesch M. Impacto of genetics in childhood asthma. *J Pediatr* (Rio de Janeiro), 2008; *84* (4 Suppl): S68-75.
26. Jonathan M. Gaffin and Wanda Phipatanakul. The role of indoorn allergens in the development of asthma. *Current Opinion in Allergy and Clinical Immunology*, 2009; *9*: 128-35.
27. Salome Scholtens, PhD, Alet H. Wijga, PhD, Jacob C. Seidell, PhD, *et al.* Overweight and changes in weight status during childhood in relation to asthma symptoms at 8 years of age. *J Allergy Clin Immunol*, 2009; *48*: 1-9.

CAPÍTULO 15

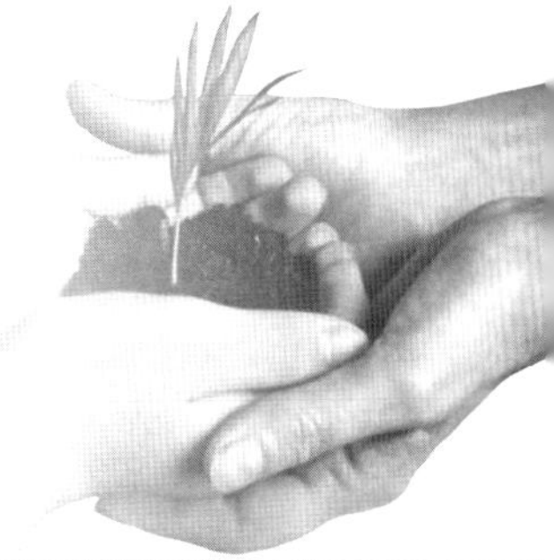

# Doenças Mentais

João Guilherme Bezerra Alves

## INTRODUÇÃO

A Organização Mundial de Saúde (OMS) define a saúde mental como um estado de bem-estar no qual o indivíduo se realiza em todo seu pleno potencial, pode superar os estresses normais do cotidiano da vida e trabalhar de forma produtiva e frutífera, além de se encontrar apto para fazer contribuições à sua comunidade. As doenças mentais compreendem um amplo espectro de problemas com diferentes sintomas, geralmente caracterizados pela combinação de pensamentos anormais, emoções, comportamento e relações com os outros. São exemplos: esquizofrenia, depressão, retardo mental e distúrbios pelo abuso de drogas. Os transtornos mentais e comportamentais, expressões usadas pela Classificação Internacional de Doenças e Problemas Relacionados à Saúde (CID-10) – 10ª Revisão, indicam o conjunto de sintomas ou comportamentos reconhecíveis clinicamente, acompanhados, na maioria dos casos, de sofrimento e interferência nas funções pessoais, e que podem ser causa, básica ou associada, de morte.

Estudos epidemiológicos estimam que quatro em cada 10 habitantes da Terra sofram de algum distúrbio mental. Segundo a OMS, os distúrbios neuropsiquiátricos e o suicídio correspondem a 12,7% de todas as doenças que atingem as populações em todo o mundo. No Brasil estima-se que cerca de 10 milhões de pessoas necessitem de assistência psiquiátrica especializada. Entretanto, como esses transtornos mentais são de difícil identificação, esses números podem estar aquém da realidade.

Fatores genéticos e ambientais não têm conseguido explicar completamente o comportamento das doenças mentais. Por exemplo, maior frequência na população feminina, incidência aumentada em pessoas nascidas em determinadas épocas do ano, maior prevalência com a idade, gravidade exacerbada nos quadros iniciados na infância ou juventude, maior frequência em pessoas no estrato social de baixa renda. Nas últimas duas décadas surgiram vários estudos que apontam uma associação inversa entre o crescimento fetal com saúde mental na vida adulta. Esses estudos mostram essa associação desde quadros de menor gravidade, como distúrbios da atenção ou hiperatividade até a esquizofrenia. Essas associações são potencialmente provocadas por fatores específicos ocorridos na gestação como a subnutrição, as infecções fetais, o fumo, o álcool, as toxinas/drogas e o estresse psicossocial. Os mecanismos envolvem alterações no neurodesenvolvimento, resultado da interação entre fatores genéticos e ambientais. Dessa forma, parece que os fatores ambientais podem ser mais bem explicados pelos efeitos epigenéticos como o *imprinting* do que pela sequência genética convencional do DNA. Esse capítulo tem o objetivo de descrever de forma sumária algumas dessas evidências científicas, que apontam para as origens das doenças mentais nos primórdios da vida.

## EVIDÊNCIAS CIENTÍFICAS

O conhecido estudo de Hertfordshire verificou que homens e mulheres que cometeram suicídio, o que normalmente é o resultado da depressão, tiveram baixo ganho ponderal na infância. Esse estudo apontou ainda que os fatores psíquicos e sociais desses indivíduos na infância não explicaram essas respostas. Dessa forma, esse estudo sustenta a hipótese de que a depressão tem a sua origem nos primórdios da vida. Pacientes com depressão apresentam alterações do hormônio do crescimento e no eixo hipotálamo-adrenal e hipotálamo-tireoide, mecanismos esses que têm sua programação determinada na vida fetal.

Outro estudo de coorte também verificou uma maior frequência de depressão em indivíduos com menor peso ao nascer na Inglaterra. Nesse estudo, 8.292 participantes aos 26 anos de idade completaram o Malaise Inventory para diagnóstico de depressão. As mulheres que tiveram um peso ao nascer ≤ 3kg apresentaram um maior risco para depressão aos 26 anos (*odds ratio* [OR]=1,3; IC 95%, 1,0-1,5) em comparação com aqueles com peso de nascimento >3,5kg. Nos homens essa diferença foi observada entre aqueles com peso ≤ 2,5 kg (OR=1,6; IC 95%, 1,1-2,3). Esse estudo aponta que alterações do neurodesenvolvimento durante a vida fetal podem aumentar a suscetibilidade para depressão na vida adulta.

Uma revisão sistemática de estudos com desenho do tipo caso-controle, com o intuito de verificar o efeito do fumo durante a gestação sobre o desenvolvimento do transtorno do déficit de atenção e hiperatividade (TDAH), verificou uma forte associação do tabagismo materno na gestação com esse distúrbio psiquiátrico que chega a atingir cerca de 5% das crianças na idade escolar. Esse estudo mostrou que o risco de TDAH foi mais de duas vezes maior naquelas crianças cujas mães fumaram durante a gravidez (OR=2,39; IC 95%, 1,61-3,52). Outro estudo desse mesmo grupo de pesquisadores – Langley *et al.* – confirmou esses achados. Em 356 crianças com diagnóstico TDHA, eles investigaram os efeitos do tabagismo materno durante a gestação, peso ao nascer e classe social. A análise de regressão múltipla revelou, após o controle para variáveis de confusão, que o TDHA estava associado de forma significativa com o tabagismo materno durante a gravidez (r2 = 0,02, Beta = 0,11, t = 1,96, p = 0,05) e à classe social (r2 = 0,02, Beta = 0,12, t=2,19, p=0,03). Apesar de o mecanismo causal ser desconhecido, especula-se a ação do fumo sobre o neurodesenvolvimento fetal por meio de alterações na circulação intrauterina.

Com o advento das novas técnicas de exames de imagem tem-se demonstrado que a esquizofrenia é uma doença do cérebro. Exames de neuroimagem mostram reduções sutis do volume cortical cerebral, paralelamente aos achados de necrópsia que revelam alterações na arquitetura do córtex. Essas evidências levam à conclusão de que a esquizofrenia tem sua origem durante o segundo trimestre da gestação quando ocorre a migração das células corticais.

As evidências epidemiológicas de que a esquizofrenia tem a sua origem na vida intrauterina também vêm de estudos que demonstram um aumento da frequência de complicações obstétricas na história do parto de pacientes esquizofrênicos. Os achados de retardo no desenvolvimento motor e da fala na infância desses pacientes são indicativos da origem dessa afecção nos primórdios da vida. Tudo isso são evidências preliminares de que agravos, nutricionais ou infecciosos, na vida fetal provocam defeitos no desenvolvimento cerebral, com manifestações apenas discretas na infância e graves repercussões clínicas na vida adulta.

Estudos experimentais têm demonstrado que mesmo breves períodos de hipoxia fetal resultam em morte neuronal (cerebelo, hipocampo e córtex cerebral), dano à substância branca e redução do crescimento do processo neural. Esses efeitos são mais profundos nos meados da gestação do que no início ou final da gestação. A insuficiência placentária crônica reduz o processo de mielinização e de conectividade neural. Exposição fetal a agentes inflamatórios provoca danos à substância branca, efeito esse que é exacerbado em situações de hipoxia. Partos prematuros sem potenciais fatores agravantes podem resultar em neuropatologias sutis, incluindo gliose da substância branca cerebral, esclerose do hipocampo e hemorragia subaracnoide. Esses estudos apontam que o período, a gravidade e a natureza desses insultos são críticos na determinação do dano neurológico e repercussão na vida pós-natal.

Exposição ao estresse durante a gestação induz alterações do comportamento da geração afetada. Estudos em ratos demonstram que esses animais quando submetidos a situações de estresse na vida intrauterina, na segunda ou terceira semana gestacional, apresentam elevação prolongada dos níveis séricos de glicocorticoide ao serem expostos a situações estressantes agudas, o que indica uma diminuição da resposta negativa *feedback* do glicocorticoide. Similarmente, as respostas motoras aos estímulos com a anfetamina são diferentes naqueles ratos expostos a situações de estresse entre a segunda e a terceira semanas gestacionais. As respostas aos estímulos ao nervo acústico também são diferentes nesses animais. O agrupamento dessas respostas nesses animais sugere que a exposição pré-natal ao estresse modifica de forma significativa o comportamento na vida adulta.

Estudos clínicos também têm apontado para a hipoxia neonatal como um fator de risco para esquizofrenia na vida adulta. O insulto da anoxia no homem também parece alterar o processo de migração dos neurônios, especialmente na área cortical e no hipocampo de indivíduos geneticamente predispostos. Cannon *et al.*, na Califórnia, estudaram 111 pacientes psicóticos (70 com esquizofrenia) e 333 controles, pareados por sexo, raça e data de nascimento. A determinação do *brain-derived neurotrophic factor (BDNF)* em sangue do cordão e da mãe foi realizada com essas amostras congeladas a – 20°C por 45 a 50 anos. Observaram que anoxia no parto entre os controles, esteve associada com aumento significativo do BDNF, diferentemente dos casos de esquizofrenia que apresentaram redução do BDNF. Essa diferença foi específica para esquizofrenia e não foi explicada por outra complicação obstétrica ou pelo polimorfismo do codon 66 (val66met). Esses achados, em termos de patogênese molecular da esquizofrenia, sinalizam para um possível marcador sorológico e uma resposta neurotrófica à hipoxia perinatal.

Outros estudos apontam que muitos dos sinais e sintomas das afecções mentais da vida adulta já se fazem presentes na infância. Jones *et al.*, em um estudo de coorte envolvendo 5.362 pessoas nascidas em março de 1946, verificaram a influência dos fatores sociodemográficos, comportamentais e de desenvolvimento neuromotor e cognitivo sobre o surgimento das afecções mentais. Trinta indivíduos apresentaram esquizofrenia com idade entre 16 e 43 anos. Os marcos do desenvolvimento neuromotor nesses pacientes com esquizofrenia foram tardios quando comparados aos controles, assim como os escores de testes cognitivos mais baixos na idade escolar e adolescência. Brincar sozinho na idade entre 4 e 6 anos também foi um fator de risco para esquizofrenia, assim como o relato dos professores de maior ansiedade em determinadas situações sociais aos 15 anos de idade, independentemente do quociente de inteligência. Esses autores também chegaram à conclusão de que, assim como em outras doenças da vida adulta, a esquizofrenia parece ser determinada nos primórdios da vida.

Exposição viral durante a gestação também parece ser um fator de risco para esquizofrenia. Alguns estudos apontam especificamente para infecções pelo *Herpes simplex virus tipo 2*. Buka *et al.*, em estudo recente, testaram o risco de psicoses em uma grande amostra de gestantes em Boston (Estados Unidos), infectadas pelo *Herpes simplex*. Estudaram 200 adultos com psicoses e 554 controles pareados por sexo, raça, história familiar, local e data de nascimento. Os filhos das mães com evidência sorológica de infecção pelo *Herpes simplex* tiveram um aumento significativo do risco para o desenvolvimento de psicoses (OR = 1,6; IC 95%, 1,1-2,3). Esse risco foi particularmente maior naquelas mulheres com taxas elevadas de atividade sexual durante a gestação. Mednick *et al.* observaram que quando da epidemia de influenza, em 1957, as pessoas que tiveram exposição na vida intrauterina, durante o segundo trimestre da gestação, tiveram um maior número de admissão hospitalar do que aquelas não expostas ou que tiveram exposição no primeiro ou terceiro trimestre de gestação. Esses resultados são compatíveis com outros estudos que demonstram um maior risco de doenças mentais para gerações nas quais ocorreram infecções virais na vida intrauterina.

Na Holanda, indivíduos expostos à epidemia de fome, registrada na Segunda Guerra Mundial, e que estavam no segundo trimestre de gestação tiveram um risco dobrado de internamento por esquizofrenia. Wahlbeck *et al.* (2001) observaram um aumento linear para o risco de esquizofrenia com a diminuição do peso ao nascer, estatura e tamanho da placenta. Esses achados corroboram a hipótese das origens fetais das doenças mentais, associada ao efeito da subnutrição na vida intrauterina e seu impacto no neurodesenvolvimento do feto.

## CONCLUSÃO

As doenças mentais representam um importante problema de saúde pública com graves repercussões para a sociedade. Os conhecimentos recentes de que essas afecções tenham suas origens nos primórdios da vida apontam para que os programas de prevenção devam ter início durante o pré-natal (nutrição materna adequada e prevenção de infecções virais e situações estressantes), parto (profilaxia da hipoxia perinatal) e se estender durante toda a infância.

## BIBLIOGRAFIAS


Abel KM. Foetal origins of schizophrenia: testable hypotheses of genetic and environmental influences. *Br J Psychiatry*, 2004; *184*: 383-5.

Barker DJP, Osmond C, Rodin I, Fall CHD, Winter PD. Low weight gains in infancy and suicide in adult life. *BMJ*, 1995; *311*: 1203.

Buka SL, Cannon TD, Torrey EF, Yolken RH. Collaborative Study Group on the Perinatal Origins of Severe Psychiatric Disorders. Maternal exposure to herpes simplex virus and risk of psychosis among adult offspring. *Biol Psychiatry*, 2008; *63*: 809-15.

Cannon M, Murray RM. Neonatal origins of schizophrenia. *Arch Dis Child*, 1998; *78*: 1-3.

Cannon TD, Yolken R, Buka S, Torrey EF. Collaborative Study Group on the Perinatal Origins of Severe Psychiatric Disorders. Decreased neurotrophic response to birth hypoxia in the etiology of schizophrenia. *Biol Psychiatry*, 2008; *64*: 797-802.

Costello EJ, Egger H, Angold A. 10-year research update review: the epidemiology of child and adolescent psychiatric disorders: I. Methods and public health burden. *J Am Acad Child Adolesc Psychiatry*, 2005; *44*: 972-86.

Das UN. Can perinatal supplementation of long-chain polyunsaturated fatty acids prevents schizophrenia in adult life? *Med Sci Monit*, 2004; *10*: HY33-7.

Gale CR, Martyn CN. Birth weight and later risk of depression in a national birth cohort. *B J Psychiatry*, 2004; *184*: 28-33.

Gluckman PD, Hanson MA, Morton SM, Pinal CS Life-long echoes--a critical analysis of the developmental origins of adult disease model. *Biol Neonate*, 2005; *87*: 127-39.

Gunther-Genta F, Bover P, Hohfeld P. Obstetric complications and schizophrenia: a case-control study. *Br J Psychiatry*, 1994; *164*: 165-70.

Hultman CM, Ohman A, Cnattingius S, Wieselgren IM, Lindstrom LH. Prenatal and neonatal risk factors for squizophrenia. *Br J Psychiatry*, 1997; *170*: 128-33.

Jones P, Rodgers B, Murray R, Marmot M. Child development risk factors for adult schizophrenia in the Bristh 1946 birth cohort. *Lancet*, 1994; *344*: 1.398-402.

Jones P. The early origins of schizophrenia. *Br Med Bull*, 1997; *53*: 135-55.

Koenig JI, Elmer GI, Shepard PD *et al.* Prenatal exposure to a repeated variable stress paradigm elicits behavioral and neuroendocrinological changes in the adult offspring: potential relevance to schizophrenia. *Behav Brain Res*, 2005; *156*: 251-61.

Langley K, Rice F, van den Bree MB, Thapar A. Maternal smoking during pregnancy as an environmental risk factor for attention deficit hyperactivity disorder behaviour: A review. *Minerva Pediatr*, 2005; *57*: 359-71.

Langley K, Holmans PA, van den Bree MB, Thapar A. Effects of low birth weight, maternal smoking in pregnancy and social class on the phenotypic manifestation of Attention Deficit Hyperactivity Disorder and associated antisocial behaviour: investigation in a clinical sample. *BMC* Psychiatry, 2007 Jun 20; *7*: 26.

Mednick As, Machon RA, Huttunen MO, Bonnett D. Adult schizophrenia following prenatal exposure to na influenzae epidemic. *Arch Gen Psychiatry*, 1988; *45*: 189-92.

Neugebauer R. Accumulating evidence for prenatal nutritional origins of mental disorders. *JAMA*, 2005; *294*: 621-3.

Organização Mundial de Saúde. Centro Brasileiro para Classificação de Doenças. Classificação Internacional de Doenças (CID-10): 10ª revisão. São Paulo: OMS; 1995.

Organização Pan-Americana da Saúde. Relatório sobre a saúde no mundo [monografia na Internet]. Washington (DC): OPAS; 2001 [acesso 10/04/2009]. Disponível em: http://www.psiqweb.med.br/acad/oms1.html

Patel V, Flisher AJ, Hetrick S, McGorry P. Mental health of young people: a global public-health challenge. *Lancet*, 2007; *369* (9569): 1.302-13.

Rees S, Inder T. Fetal and neonatal origins of altered brain development. *Early Hum Dev*, 2005; *81*: 753-61.

Rössler W, Salize HJ, van Os J, Riecher-Rössler A. Size ze of burden of schizophrenia and psychotic disorders. *Eur Neuropsychopharmacol*, 2005; *15*: 399-409.

Schlotz W, Phillips DI. Fetal origins of mental health: Evidence and mechanisms. *Brain Behav Immun*, 2009 Feb 13.

Susser E, Neugebauer R, Hock HW *et al.* Schizophrenia after prenatal famine. *Arch Gen Psychiatry*, 1996; *53*: 25-31.

Wahlbeck K, Forsen T, Osmond C. Association of schizophrenia with lowmaternal body mass index, small size at birth and thinness during childhood. *Arch Gen Psychiatry*, 2001; *58*: 48-52.

Weimberg DR. From neuropathology to neurodevelopment. *Lancet*, 1995; *346*: 552-7.

CAPÍTULO 16

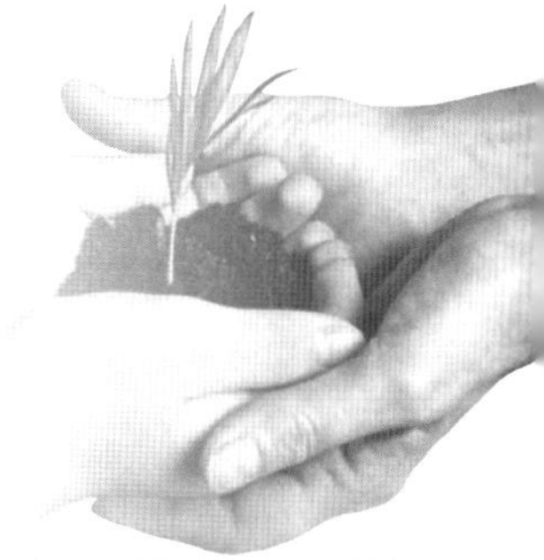

# Radiações Ionizantes nos Primórdios da Vida e Câncer ao Longo da Vida

Adriano Hazin

## INTRODUÇÃO

Nas últimas décadas houve um importante aumento da exposição do homem à radiação ionizante de uso médico, tanto na forma diagnóstica como terapêutica. Estima-se que esse incremento foi da ordem de mais de 700%. A exposição à radiação ionizante é reconhecidamente importante fator de risco para diversos tipos de câncer, especialmente quando ela ocorre no indivíduo em crescimento e desenvolvimento. É objetivo deste capítulo rever as evidências científicas sobre os riscos de fetos e crianças expostas à irradiação ionizante e o surgimento de câncer ao longo da vida.

### Conceituação

Radiação ionizante, tal como os raios X, é definida como radiação de alta energia capaz de deslocar elétrons de suas órbitas nos átomos e moléculas, produzindo ionização nos tecidos pelos quais ela passa. Em materiais biológicos expostos à radiação ionizante, o que ocorre mais comumente é a criação de radicais hidroxilados que, por sua vez, podem causar danos às cadeias de DNA, embora os raios X também possam ionizar diretamente o DNA. A maior parte dos danos induzidos pela radiação é rapidamente reparada por vários sistemas celulares, mas as quebras nas cadeias duplas de DNA são menos facilmente corrigidas, e ocasionalmente uma reparação defeituosa pode levar à indução de câncer.

Várias medidas são usadas para descrever a dose fornecida por uma fonte de radiação, tal como os aparelhos de radiodiagnóstico. Entre as mais relevantes estão a dose absorvida, a dose equivalente e a dose efetiva. Dose absorvida é aquela absorvida por unidade de massa e é medida em grays (Gy), que é igual a 1 joule de energia absorvido por quilograma. Dose equivalente, expressa em sievert (Sv), se refere aos efeitos biológicos de um determinado tipo de radiação em relação aos raios X e raios gama, levando em conta o tipo de radiação. Ela é obtida por meio do produto da dose absorvida por um fator de qualidade. Esse fator é igual a 1 para os raios X. Dessa forma, quando discutimos doses de raios X em exames de imagem, os valores expressos em Gy e Sv são equivalentes. Dose efetiva, expressa em sievert (Sv), é usada para distribuições que não são homogêneas (o que é sempre o caso em TC); ela é desenhada para ser proporcional a uma estimativa genérica do malefício total para o paciente causado pela exposição à radiação.

## EPIDEMIOLOGIA E EVIDÊNCIAS CIENTÍFICAS

É importante compreender que a radiação ionizante está sempre presente em nosso meio, na forma da chamada radiação de fundo que inclui fontes naturais e as produzidas pelo homem. Fontes naturais de radiação incluem raios cósmicos, radônio, radiação proveniente de rochas terrestres e radionuclídeos naturais. Essas fontes são responsáveis pela maior parte da radiação a que estamos expostos. A quantidade de radiação de fundo depende do local. Nos Estados Unidos ela é de aproximadamente 3mSv por ano. No entanto, a exposição à radiação de origem médica vem crescendo de forma acelerada. Declarações divulgadas em março de 2009 pelo National Council on Radiation Protection and Measurements indicam que a população dos Estados Unidos está atualmente exposta a um montante de radiação ionizante de origem médica que é cerca de sete vezes maior do que o recebido na primeira metade da década de 1980. Atualmente, nos Estados Unidos, a radiação de fundo é responsável por 50% do total, mas radiações médicas agora são responsáveis por 48%.

Após a descoberta dos raios X por Roentgen em 1895, houve uma ampla disseminação dessa ferramenta tanto para fins médicos quanto não médicos. No entanto, dentro de poucos meses começaram a surgir relatos de efeitos adversos relacionados com a radiação, tais como queda de cabelo e dermatite. Dentro de poucos anos a conexão entre raios X e câncer foi percebida. É sabido desde a virada do século passado que a radiação pode provocar leucemia. Em 1900, os primeiros cinco casos de leucemia foram relatados em indivíduos que trabalhavam com radiação. Não havia proteção contra a radiação naquele tempo. Há diversos estudos avaliando a indução de câncer por radiação em humanos. De longe, os melhores dados quantitativos vêm dos sobreviventes da bomba atômica.

As bombas que explodiram em Hiroshima e Nagasaki deixaram mais de 100.000 mortos e mais de 100.000 sobreviventes que foram expostos a diversas doses de radiação e que vêm sendo acompanhados por várias décadas. Nesse e em outros estudos sobre populações recebendo altas doses de radiação, acima de 500mSv, foi evidenciado um aumento no risco de desencadear câncer. Esses estudos forneceram evidência amplamente aceita que, em caso de exposições a altas doses, o risco de câncer cresce linearmente com o aumento da dose até que extensa morte celular ocorre após exposições muito elevadas. Já a relação entre exposição a baixas doses de radiação, usada pelos equipamentos de radiodiagnóstico e definida como uma dose menor do que aproximadamente 100mSv, e o risco de causar câncer é controversa.

Diversas entidades que estudam o assunto da proteção radiológica, incluindo sociedades de radiologia em todo o mundo, recomendam o uso de um modelo segundo o qual o risco de desencadear câncer existe mesmo com baixas doses de radiação e cresce de forma linear com o aumento da dose. Outro modelo, que também tem diversos partidários, defende que haveria um limiar abaixo do qual o risco de causar câncer não existiria ou seria desprezível. A seguir reproduzimos as declarações feitas por algumas dessas instituições.

O comitê BEIR da Academia Nacional de Ciências (EUA), em seu sétimo relatório divulgado em 2005, concluiu que "o risco de câncer prossegue de forma linear a baixas doses sem um limiar, e a menor dose tem o potencial de causar um pequeno aumento do risco em humanos. Relatório de 2000 do Subcomitê das Nações Unidas para Radiação Atômica declarou que "um aumento no risco de indução de tumores proporcional à dose de radiação é consistente com o estágio atual de desenvolvimento do conhecimento e permanece como a aproximação mais cientificamente defensável da resposta a baixas doses".

Entre as recomendações da Comissão Internacional de Proteção Radiológica (ICRP) podemos ler que "o peso da evidência dos processos celulares fundamentais apoia a visão de que a baixas doses até poucos décimos de mSv é cientificamente razoável supor que em geral e para fins práticos o risco de câncer se eleva de forma diretamente proporcional à dose absorvida por órgãos e tecidos". Expressando o ponto de vista contrário, as Academias de Medicina e Ciência francesas divulgaram em 2005 um comunicado conjunto em que concluem que o modelo linear não limiar e seu uso para estimar os riscos associados com baixas doses de radiação não se baseiam em evidências científicas.

Como se vê, a discussão ainda não chegou ao fim e, até onde conhecemos, não há revisões que sejam consideradas como tendo autoridade para encerrá-la. Talvez por isso mesmo, até que se chegue a um consenso, é mais prudente adotar o modelo mais conservador, ou seja, o modelo de risco linear não limiar.

Independentemente dessa discussão, sabe-se que crianças são consideravelmente mais sensíveis aos efeitos carcinogênicos da radiação ionizante do que os adultos, podendo apresentar, para uma determinada dose, um risco duas a três vezes maior. Há várias razões para essa diferença. Em primeiro lugar, em sua maioria, tecidos e órgãos que estão crescendo e se desenvolvendo são mais sensíveis aos efeitos da radiação que aqueles maduros. Além disso, os efeitos oncogênicos da radiação podem ter um longo período de latência, por vezes décadas. Esse período de latência varia de acordo com a neoplasia. Leucemia tem um período de latência menor (aproximadamente $<10$ anos) do que o dos tumores sólidos, a maior parte dos quais aparece cerca de 10 a 50 anos após a exposição. Tumores da tireoide e dos ossos podem aparecer após apenas 5 anos. Uma criança ou lactente, portanto, tem uma expectativa de vida maior do que a dos adultos, durante a qual pode manifestar os potenciais efeitos oncogênicos da radiação.

Por exemplo, uma neoplasia sólida induzida pela radiação com um período de latência de 30 anos ocorrerá mais provavelmente em uma criança de 10 anos do que em adulto com 50 anos, levando em conta a expectativa de vida. Acredita-se que indivíduos expostos aos 50 anos de idade têm aproximadamente 1/3 do risco de um indivíduo com 30 anos e que a projeção do risco de desenvolver câncer ao longo da vida para expostos aos 10 anos corresponde a 1,0 a 1,8 vez a estimativa para indivíduos expostos aos 30 anos. Essa sensibilidade elevada varia com a idade, com os mais jovens sujeitos a um maior risco. Já que o risco varia com a idade, o maior risco pediátrico comparado com o adulto também irá variar, dependendo de exatamente quais grupos estão sendo comparados. Dados obtidos em pacientes expostos à radiação em Hiroshima e Nagasaki indicam que para cada sievert o risco relativo de desenvolvimento de câncer de mama é de aproximadamente 3,5 em comparação com um risco relativo de cerca 1,5 para mulheres irradiadas aos 40 anos de idade.

Se é verdade que as crianças são mais sensíveis à radiação do que os adultos, o que se pode esperar de exposições durante a vida intrauterina? A evidência de que a realização de radiografias poderia ser carcinogênica para o feto foi inicialmente reportada pela Dra. Alice Stewart *et al.* em 1956. Os dados foram obtidos em um estudo de caso-controle no qual as mães de crianças que tinham morrido de câncer com menos que 10 anos de idade na Inglaterra e no País de Gales, entre 1953 e 1955, e as mães de crianças-controle foram questionadas sobre a frequência com que elas e suas crianças tinham sido submetidas a exames radiográficos.

Os resultados obtidos, que sugeriam que exames radiográficos do abdome das mães durante a gravidez aproximadamente dobravam o risco de a criança desenvolver câncer, foram recebidos com ceticismo. Muitos acreditaram que as diferenças relatadas eram provavelmente o resultado de um viés de recordação. Já as mães de crianças que haviam morrido de câncer seriam mais motivadas do que as mães de crianças vivas para recordar em detalhes os exames médicos a que tinham sido submetidas durante a gravidez, a maior parte das quais tinha ocorrido muitos anos antes de serem questionadas. Dois anos após, quando resultados similares foram encontrados em uma série maior, os achados começaram a ser encarados com mais seriedade. Mas apenas em 1962, quando MacMahon relatou achados bastante semelhantes no Nordeste dos Estados Unidos, tendo como base dados colhidos em registros hospitalares contemporâneos de exposição que não eram sujeitos a viés, é que a associação começou a encontrar uma maior aceitação. O estudo de Stewart, agora conhecido como Oxford Survey of Childhood Cancers (OSCC), foi continuado e se expandiu para cobrir todas as crianças que tinham morrido de câncer na Grã-Bretanha com menos de 16 anos, e em 1981 incluía 15.276 pares de caso-controle.

Hoje é de aceitação geral que o feto deve ser mais suscetível aos efeitos da radiação ionizante do que os adultos, com as preocupações mais recentes voltadas principalmente para a importância da dose e a idade gestacional no momento da exposição.

Além da idade à época da exposição, diversos outros fatores podem modificar o desenvolvimento de câncer induzido pela radiação. Esses fatores incluem: gênero (mulheres são mais sensíveis do que homens aos efeitos carcinogênicos da radiação sobre a tireoide); tempo desde a exposição; doença de base (doenças que requerem uso de radiação podem predispor ao câncer) e outros carcinógenos potenciais (o tabagismo pode interagir com a exposição à radiação).

Os órgãos mais radiossensíveis em crianças são em ordem decrescente a tireoide, as mamas, a medula óssea (leucemia), o encéfalo e a pele. As evidências para o aumento no risco relacionado com a radiação para o desenvolvimento desses tipos de câncer após radioterapia durante a infância vêm de estudos de coorte de pacientes irradiados para tratamento de hemangiomas da face e pescoço, hiperplasia do timo ou das tonsilas e para tratamento de *tinea capitis* do couro cabeludo.

## OUTROS EFEITOS DAS RADIAÇÕES

Pacientes submetidos a radioterapia podem, além de desenvolver neoplasias malignas secundárias, apresentar diversas outras alterações causadas pela radiação. Baixa estatura é comum em crianças com câncer, especialmente naquelas com menos de 5 anos de idade à época do tratamento. Irradiação do encéfalo em pacientes com tumores cerebrais ou leucemia linfoblástica aguda (com consequente deficiência do hormônio do crescimento) é provavelmente o fator etiológico mais importante.

Uma dose de até 1,3 Gy recebida durante a infância pode causar danos às placas de crescimento dos ossos. Quando a coluna é incluída no campo de radiação, pode ocorrer escoliose com concavidade do lado irradiado. Há usualmente prejuízo do crescimento dos músculos paraespinhais e diminuição do crescimento vertical dos corpos vertebrais. Danos ao crescimento da coluna vertebral parecem ser mais acentuados nas fases iniciais da infância e no estirão da adolescência. Tumores benignos podem se desenvolver após radioterapia. Osteocondromas parecem ser particularmente comuns em pacientes de pouca idade que recebem radioterapia de corpo inteiro antes de transplante de medula óssea e, usualmente, surgem após um pequeno período de latência mais curto do que os sarcomas induzidos pela radiação.

Radioterapia-padrão do encéfalo em crianças resulta em atrofia cortical em mais da metade dos pacientes que receberam entre 20 e 60 Gy. Leucoencefalopatia ocorre em cerca de 26% dos pacientes e calcificações encefálicas em 8% deles. Alguns pacientes desenvolvem microangiopatia mineralizante. Quanto mais jovem a criança à época do tratamento, pior é a atrofia. Os achados clínicos após uma radioterapia de rotina incluem baixo rendimento escolar e disfunções hipofisárias e hipotalâmicas. Se ocorre uma superexposição, os efeitos adversos incluem letargia, ataxia, espasticidade e demência progressiva. As alterações causadas pela radiação são potencializadas pelo uso de metotrexato antes, durante ou após a radioterapia. Radionecrose cerebral é uma complicação grave e irreversível da vasculopatia provocada pela radiação. Em geral ocorre 1 a 5 anos após o tratamento, mas pode surgir até 10 anos após. A probabilidade do seu aparecimento depende da dose administrada. Suas manifestações incluem cefaleia, hipertensão intracraniana, convulsões, déficits de sensibilidade e alterações psicóticas.

A irradiação da medula espinhal pode resultar em mielite, que pode ser transitória ou permanente. Mielopatia retardada, irreversível e caracterizada geralmente por uma deterioração descontínua pode ocorrer após um período latente de 20 meses, mas pode surgir mais cedo se a dose total ou a dose por fração for elevada. Irradiação torácica em meninas com 15-20 Gy ao longo de uma semana prejudica o desenvolvimento das mamas, e doses fracionadas de 30-40 Gy causam fibrose e atrofia do tecido mamário. Virtualmente qualquer tecido no campo da radioterapia pode apresentar alteração em seu crescimento.

## RISCO *VS.* BENEFÍCIO

O uso crescente de métodos de imagem que usam raios X (radiografia, fluoroscopia, angiografia e tomografia computadorizada [TC]) em crianças representa um grande benefício para o diagnóstico e tratamento das doenças tanto em adultos quanto em crianças. À medida que crescem o uso e a complexidade desses procedimentos também cresce a preocupação com os efeitos tardios da crescente exposição à radiação ionizante a que se vêm submetendo as crianças. Embora a dose de radiação para um único procedimento seja geralmente baixa, pacientes pediátricos são frequentemente avaliados diversas vezes durante o acompanhamento de sua doença, o que pode resultar numa dose acumulada relativamente alta.

Três fatores fazem da tomografia computadorizada (TC) o foco da maior parte do interesse recente na exposição à radiação ionizante associada aos métodos de diagnóstico por imagem. Em primeiro lugar, a TC fornece um montante de radiação desproporcionalmente mais alto do que outros métodos. Em 2000, Mettler *et al.* reportaram que a TC correspondia a 11% dos procedimentos que usavam radiação ionizante em um grande departamento acadêmico de radiologia, mas era responsável por 67% da exposição à radiação. Em um estudo mais recente na mesma instituição, as TCs corresponderam a 15% dos procedimentos e a 75% da dose. Em segundo lugar, as indicações para TC e o número de tomografias realizadas vêm crescendo rapidamente. O número de TCs realizadas nos Estados Unidos está estimado em mais de 62.000.000, enquanto em 1980 foram realizados cerca de três milhões de exames.

Finalmente, os exames podem ser realizados utilizando uma ampla gama de técnicas, com exposição à radiação variável e qualidade de imagem muito semelhante. Com radiografias convencionais, um aumento na dose torna a imagem mais escura, e a maior parte dos indivíduos reconhece que houve uma superexposição. Entretanto, mudar o montante de radiação para um exame tomográfico computadorizado afeta a quantidade de ruído na imagem com poucos efeitos adicionais sobre a sua aparência. Acima de um nível de qualidade diagnóstica, essa diminuição do ruído com radiação crescente não terá efeito sobre a acurácia diagnóstica do método e pode nem mesmo ser percebida, mas a exposição terá sido desnecessariamente alta, especialmente em crianças.

Não há estudos publicados que tenham demonstrado diretamente o desenvolvimento de câncer após exames de TC realizados com os parâmetros técnicos de rotina, e é importante reconhecer como seria difícil realizar tal estudo. O risco de desenvolver câncer durante a vida na população em geral é de aproximadamente 1 em 5. Para realizar um estudo capaz de detectar um aumento de 0,2000 (risco de 1 para 5 na população em geral) para 0,2002 (o risco de 1 em 5 mais um risco potencial de 1 em 5.000 de um exame tomográfico) seriam requeridos centenas de milhares a milhões de sujeitos e um pareamento extremamente cuidadoso para assegurar um resultado acurado. Até que tal estudo seja completado e verificado pela comunidade científica, estimativas de risco precisam ser baseadas em outras formas de exposição à radiação ionizante.

Mais uma vez podemos nos valer dos dados obtidos dos sobreviventes das bombas atômicas. Nessa população houve um aumento significativo no risco geral de câncer na subcoorte dos que receberam baixas doses de radiação, entre 5 e 150 mSv, com uma dose média nesse subgrupo de cerca de 40 mSv. Essa dose se aproxima da dose recebida por um determinado órgão em uma TC com duas ou três varreduras feitas em um adulto. Nos exames de rotina, dependendo dos parâmetros utilizados, o órgão que é estudado tipicamente recebe uma dose de radiação entre 15 mSv (num adulto) e 30 mSv (num recém-nascido), em apenas uma varredura de TC, com uma média de duas ou três varreduras por estudo. Com essas doses o mais provável é que haja um risco (embora pequeno) de carcinogênese induzida pela radiação.

Não há dúvida de que para um indivíduo os benefícios da realização de uma TC, ou de outro exame de imagem que utilize radiação ionizante, são na grande maioria das vezes muito maiores do que os riscos, desde que a indicação seja correta. A questão relevante não é o risco individual ou se um exame de TC em particular deve ser realizado, mas sim o risco à saúde da coletividade. Embora a estimativa de risco individual seja baixa, a preocupação com os riscos da TC está relacionada com o rápido aumento na sua utilização – pequenos riscos individuais aplicados sobre uma população cada vez maior podem levar a um problema de saúde pública no futuro. Com base nessas estimativas de risco e nos dados de utilização da TC entre 1991 e 1996 foi estimado que 0,4% de todos os cânceres nos Estados Unidos pode ser atribuído à radiação proveniente de estudos de TC. Se esses números foram ajustados com base nos dados atuais de utilização da TC, essa estimativa pode estar situada atualmente entre 1,5 e 2%.

## CONCLUSÃO

Pelos efeitos tardios das irradiações, especialmente em crianças mais jovens, podendo aumentar o risco de câncer na vida adulta, os médicos devem sempre pensar na relação benefício/malefício quando do uso de meios terapêuticos ou diagnósticos que envolvam exposição à radiação ionizante.

## BIBLIOGRAFIAS

Anderson LM, Diwan BA, Fear NT, Roman E. Critical windows of exposure for children's health: cancer in human epidemiological studies and neoplasms in experimental animal models. *Environ Health Perspect*, 2000; *108* (suppl. 3): 573-94.

Boice JD Jr, Miller RW. Childhood and adult cancer after intrauterine exposure to ionizing radiation. *Teratology*, 1999; *59* (4): 227-33.

Brenner DJ. Estimating cancer risks from pediatric CT: going from qualitative to quantitative. *Pediatr Radiol*, 2002; *32*: 228-31.

Brenner DJ, Hall EJ. Computed Tomography – an increasing source of radiation exposure. *N Engl J Med*, 2007; *357*: 2.277-84.

Brody AS, Frush DP, Huda W, Brent RL. Radiation risk to children from computed tomography. *Pediatrics*, 2007; *120*: 677-82.

Doll R, Wakeford R. Risk of childhood cancer from fetal irradiation. *Br J Radiol*, 1997; *70*: 130-9.

Frush DP. Radiation, CT, and children: the sinple answeris…it's complicated. *Radiology*, 2009; *252*: 4-6.

Frush DP, Donnelly LF, Rosen NS. Computed Tomography and radiation risks: what pediatric health care providers should know. *Pediatrics*, 2003; *112*: 951-7.

Giles D, Hewitt D, Stewart A, Webb J. Malignant disease in childhood and diagnostic irradiation in utero. *Lancet*, 1956; *271* (6.940): 447.

Hall EJ. Lessons we have learned from our children: cancer risks from diagnostic radiology. *Pediatr Radiol*, 2002; *32*: 700-6.

Hall EJ. Session I: Helical CT and cancer risk. Introduction to session I. *Pediatr Radiol*, 2002; *32*: 225-7.

Kleinerman RA. Cancer risks following diagnostic and therapeutic radiation exposure in children. *Pediatr Radiol*, 2006; *36* (suppl 2): 121-5.

McCollough CH, Schueler BA, Atwell TD *et al*. Radiation Exposure and pregnancy: when should we be concerned? *RadioGraphics*, 2007; *27*: 909-18.

Roebuck DJ. Skeletal complications in pediatric oncology patients. *RadioGraphics*, 1999; *19*: 873-85.

Schauer DA, Linton OW. NCRP Report No. 160, Ionizing Radiation Exposure of the Population of the United States, medical exposure–are we doing less with more, and is there a role for health physicists? *Health Phys*, 2009; *97* (1): 1-5.

Slovis TL. Biologic effects of radiation on children. *In:* Behrman RE, Jenson HB, Kliegman RM (eds.). Nelson's Textbook of Pediatrics. 17th ed. 2006; Parte XXXII, Cap. 706.

Stovall M, Donaldson SS, Weathers RE *et al*. Genetic effects of radiotherapy for childhood cancer: gonadal dose reconstruction. *Int J Radiat Oncol Biol Phys*, 2004; *60* (2): 542-52.

Streffer C, Shore R, Konermann G *et al*. Biological effects after prenatal irradiation (embryo and fetus). A report of the International Commission on Radiological Protection. *Ann ICRP*, 2003; *33* (1-2): 5-206.

Tubiana M, Feinendegen LE, Yang C, Kaminski JM. The linear no-threshold relationship is inconsistent with radiation biologic and experimental data. *Radiology*, *251*: 13-22.

Uma Devi P. Radiosensitivity of the developing haemopoietic system in mammals and its adult consequences: animal studies. *Br J Radiol*, 2003; *76* (906): 366-72.

Wakeford R. The risk of childhood cancer from intrauterine and preconceptional exposure to ionizing radiation. *Environ Health Perspect*, 1995; *103* (11): 1.018-25.

Wakeford R, Little MP. Risk coefficients for childhood cancer after intrauterine irradiation: a review. *Int J Radiat Biol*, 2003; *79* (5): 293-309.

Wakeford R. Childhood leukaemia following medical diagnostic exposure to ionizing radiation in utero or after birth. *Radiat Prot Dosimetry*, 2008; *132* (2): 166-74.

# Índice Remissivo

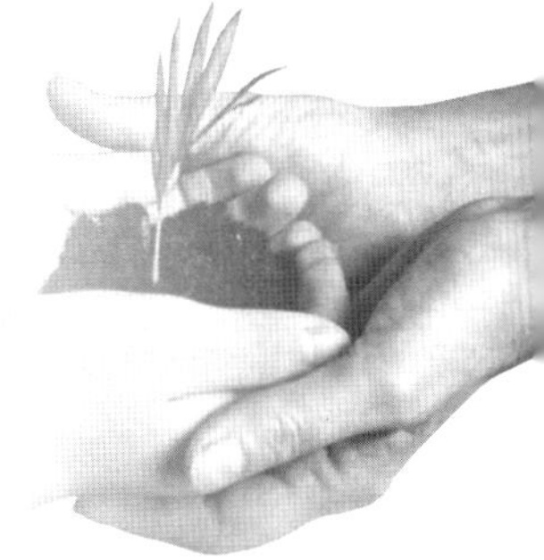